O poder de cura no ser humano

Obras do autor:

PLANTAS QUE AJUDAM O HOMEM
Guia prático para a época atual
(em co-autoria)

✧

GUIA PRÁTICO DE TERAPÊUTICA EXTERNA
Métodos e procedimentos terapêuticos
de grande simplicidade e eficácia

✧

O ETERNO PLANTIO
Um reencontro da Medicina com a Natureza

✧

CURAS PELA QUÍMICA OCULTA
Realidades suprafísicas na Medicina

✧

JORNADAS PELO MUNDO DA CURA

✧

RECEITUÁRIO DE MEDICAMENTOS SUTIS
Elaboração e Prescrição

✧

A MEDICINA RESGATADA
Uma introdução à Praxis Vertebralis
(em co-autoria)

✧

O PODER DE CURA NO SER HUMANO

✧

OS SETE REMÉDIOS SOLARES
A ação curativa das flores e dos metais

Editora Pensamento (Brasil) e Errepar (Argentina)

Dr. José Maria Campos
(Clemente)

O poder de cura no ser humano

Editora Pensamento
São Paulo

Capa:
Detalhe do quadro Vasilisa – The Beautiful,
de Nicholas Roerich

Ilustrações internas:
Maria Lúcia Ribeiro

Edição	Ano
1-2-3-4-5-6-7-8-9	00-01-02-03-04

EDITORA PENSAMENTO LTDA.
Rua Dr. Mário Vicente, 374 — CEP 04270-000 — São Paulo, SP — Brasil
Fone: 272-1399 — Fax: 272-4770
E-MAIL: pensamento@cultrix.com.br — http://www.pensamento-cultrix.com.br

Impresso em nossas oficinas gráficas.

Índice

Parte 3

Sutilização da matéria do corpo humano

Introdução

Um dos maiores mistérios da vida no ser humano é o equilíbrio entre opostos, em especial o equilíbrio entre o mundo interno, sutil, e o material, denso. Todo o universo — o homem incluído — fundamenta-se em campos de tensão gerados por pólos complementares, que possibilitam a emersão de um terceiro estado, neutro, regulador do fluxo de energias entre eles. A neutralidade é imanente à essência, mas não se exterioriza por completo, já que a própria manifestação do universo é a contínua interação de energias polares.

Os pólos complementares estão presentes em todos os setores da vida humana. No organismo, quando um deles sobrepuja o outro, surgem as enfermidades. A busca de equilíbrio — busca dinâmica e ininterrupta, regida pela consciência interna da pessoa — constitui a base do processo de cura.

Desde a mais remota Antigüidade reconhece-se na coluna vertebral o símbolo da verticalidade, da ligação da consciência do ser humano com os níveis mais elevados da existência. Na coluna se expressa o alinhamento entre várias tendências polares da organização humana: entre o mundo inferior e o superior, entre o mundo orgânico e o psíquico, entre matéria e espírito. Ela é o eixo que dá ao organismo múltiplas possibilidades de harmonizar tendências polares, e seu bom funcionamento depende da perfeita integração do sistema nervoso com o muscular, o endócrino e o sanguíneo/linfático.

Como sabemos, o sistema nervoso constitui-se de duas partes: o sistema nervoso central e o sistema periférico. O periférico capta continuamente informações sobre o mundo externo, por meio dos órgãos dos sentidos, e também sobre os tecidos, órgãos e sistemas do corpo, sobre a dinâmica e a composição de seus líquidos, por meio de estruturas nervosas específicas. Essas informações são enviadas para o sistema nervoso central, constituído pela medula espinhal, no interior da coluna vertebral, e pelo encéfalo[1]. No encéfalo, as informações são recebidas, decodificadas, e impulsos-respostas são gerados, retornando então pela medula espinhal e distribuindo-se por meio das raízes nervosas que saem de cada segmento vertebral-medular em direção a órgãos e tecidos. Por intermédio do sistema nervoso periférico, esses impulsos chegam a todo o organismo, que assim funciona integrado. A esse mecanismo de comunicação entre o sistema nervoso central e os órgãos e tecidos chamamos arco reflexo medular orgânico.

A alta complexidade das associações que ocorrem no interior do sistema nervoso central torna o cérebro humano capaz de

---

[1] **Encéfalo:** Termo que engloba todas as estruturas do Sistema Nervoso Central (SNC) que se encontram dentro da caixa craniana: o **cérebro** propriamente dito, o **cerebelo** e o **tronco cerebral**; este último, por sua vez, é subdividido em **mesencéfalo**, **ponte** e **bulbo**. A **medula espinhal**, que também pertence ao SNC, situa-se fora da caixa craniana, dentro do canal vertebral. Ver ilustração na página 32.

cumprir suas tarefas de integrar a vida orgânica e de servir de instrumento para a manifestação de níveis mais elevados de consciência.

Um dos princípios fundamentais da Praxis Vertebralis[2] é o de que a estrutura vertebral-medular participa, por via reflexa, da regência das funções orgânicas. Partindo desse princípio, as alterações estruturais da coluna, com suas repercussões sobre as raízes nervosas que emergem dos forames intervertebrais, são vistas como causa de muitas enfermidades.

Na Praxis Vertebralis reconhecemos que o fluxo dinâmico de energias — nervosa, vital, psíquica e universal — na coluna cria ao longo dela um poderoso campo de tensão magnético-sutil que possibilita seu alinhamento, sua verticalidade e a harmonia entre pólos complementares. A interação de cada vértebra com esse campo de tensão determina sua correta posição na coluna. Se ele sofre alguma alteração por fatores internos ou externos, as vértebras podem desalinhar-se. Desalinhadas, comprimem as raízes dos nervos, afetando assim os órgãos e os tecidos regulados por eles.

Para compreender a dinâmica do fluxo das energias polares na coluna vertebral e sua influência na manutenção da harmonia funcional do organismo, podemos valer-nos de um fenômeno natural conhecido como as *figuras sonoras de Chladni*. Nesse fenômeno percebe-se como o som, uma das expressões da energia universal, é capaz de influenciar e de ordenar a matéria.

---

[2] Apresentada em A MEDICINA RESGATADA — *Uma Introdução à Praxis Vertebralis*, do mesmo autor, em co-autoria, Editoras Cultrix/Pensamento, São Paulo.

Toma-se uma lâmina metálica vibrátil, suspensa em um eixo também metálico, e estende-se sobre ela uma leve camada de um pó bem fino e seco. Ao se tocarem com um arco de violino diferentes pontos das bordas dessa lâmina, esta vibra e faz com que o pó vibre também, de acordo com o som emitido, acompanhando as ondas sonoras invisíveis. Detendo-se a vibração da lâmina, vêem-se as figuras harmônicas formadas por ele.

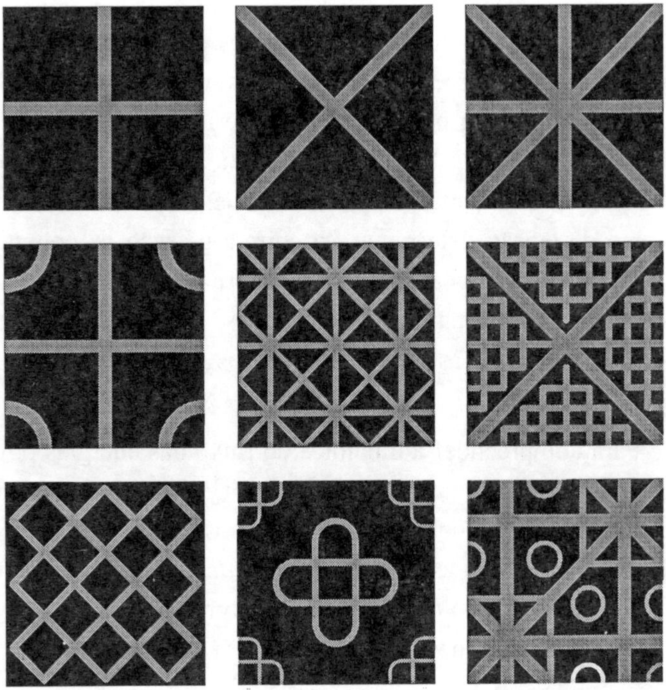

Figuras sonoras de Chladni — selecionadas

Assim como a vibração sonora pode interferir na organização da matéria, a atividade emocional-mental, a vida psíquica com suas vibrações, influencia diretamente o funcionamento orgânico. As emoções e os pensamentos atingem todos os tecidos do corpo e influenciam as reações fisiológicas. O medo intenso é capaz de desencadear sudorese, palidez, palpitação e mesmo diarréia e dores abdominais. Estados de raiva podem também precipitar crises hipertensivas ou anginas, entre outras manifestações.

Esses estados de conflito afetam o equilíbrio da corrente energética que circula pelo sistema nervoso. Se o conflito é passageiro, a harmonia pode restabelecer-se com certa facilidade. No entanto, se ele perdura, aumenta a tensão no campo sutil que permeia a coluna vertebral e isso pode provocar com o tempo desalinhamento de vértebras, que vão então comprimir raízes nervosas.

Uma raiz nervosa comprimida, irritada, é capaz de desencadear impulsos nervosos aferentes e eferentes, que vão alterar a dinâmica do arco reflexo medular orgânico. O arco reflexo alterado passa a funcionar independentemente do controle do sistema nervoso central; o órgão regulado por aquele nervo pode ter suas funções desorganizadas e criam-se, assim, condições para a ocorrência de enfermidades. No primeiro caso, o desequilíbrio permanece apenas enquanto a energia do conflito estiver presente; no segundo caso, o desequilíbrio se instala no organismo enquanto persistir a compressão da raiz nervosa.

Os registros cármicos de vidas anteriores têm influência ainda mais profunda que os conflitos vividos no cotidiano. Se forem de natureza emotiva ou instintiva, tendem a instalar-se em áreas específicas da região subdiafragmática e podem, então, distribuir-se a partir daí por via reflexa, por intermédio da medula, para todo o corpo. Se forem de natureza mental-psíquica, tendem a impregnar diretamente a região da cabeça. Aí ficam arquivados numa esfera sutil e podem surgir após, por exemplo, um trauma psíquico, alterando o funcionamento do cérebro.

Em nossas experiências, em parte relatadas neste livro, dispusemo-nos a descobrir meios de contribuir com o trabalho sutil que à Medicina é dado desenvolver; apresentamos aqui informações aos que estão interessados em restabelecer a harmonia do eixo vertebral medular e, em conseqüência, de todo o organismo. Trataremos das desordens psíquicas que perturbam não só o alinhamento da coluna, mas também a integridade da estrutura óssea em si. Os medicamentos apresentados, criados pelo autor, agem na dissolução das cargas psíquicas, no ordenamento dos arcos reflexos, na modulação do sistema imunológico e na estrutura óssea em geral, integrando pólos complementares.

Grandes repercussões pode ter o trabalho do terapeuta que, sintonizado com a profunda necessidade de harmonia nos dias de hoje e ciente dos entraves a serem removidos para que ela venha à tona, coloca-se a serviço do potencial interno de cura presente no interior de cada ser.

Parte 1

Harmonização de elementos psíquicos da natureza humana

A dissolução de cargas ancestrais

Ao longo de seu caminho evolutivo, o ser humano vai agindo e vivendo estados emocionais e mentais que podem colaborar ou não com a sua harmonia. Acumula forças de diferentes qualidades, que impregnam seu ser.

Quando, por exemplo, consciente ou inconscientemente, alguém manipula forças materiais com fins egoístas, como aconteceu em larga escala durante a raça atlante[1], cargas negativas resultantes desse desvio ficam retidas e são levadas de uma encarnação a outra, aguardando oportunidade de ser transmutadas ou dissolvidas pelo próprio ser e por energias que fluem dos planos internos da vida. Se levarmos em conta esse fato, certas enfermidades podem ser vistas como um modo de essas cargas virem à tona para ser curadas.

---

[1] Na Atlântida, o antiqüíssimo continente desaparecido, a humanidade desenvolveu o corpo emocional e praticou, em ampla medida, a magia negra.

Forças instintivas e emocionais cultivadas no passado podem manifestar-se hoje como ilusão de poder, arrogância, egoísmo, orgulho, vaidade e impiedade, e tendem a alojar-se em órgãos da região infradiafragmática. Ali instaladas, passam a influenciar a vida desses e de outros órgãos afins, e no decorrer do tempo começam a afetar a dinâmica de seus arcos reflexos medulares. Cria-se, assim, predisposição para as mais diversas enfermidades degenerativas que acometem diretamente essa região.

Quando, na trajetória do ser, chega o momento de essas forças serem desalojadas, surgem circunstâncias propícias para a cura. Instrumentos externos — como, por exemplo, um preparado vegetal adequado — podem então ajudar a dissolvê-las.

O medicamento *Phytton 1*

Existem plantas que podem colaborar nessa dissolução de concentrados de forças de natureza instintivo-emocional. Três delas, em especial, possuem energias complementares para tal finalidade: *Asclepias curassavica* (asclépia), *Phytolacca thyrsiflora* (fruto-de-pombo) e *Solanum americanum* (erva-moura)[2].

- *Asclepias curassavica* (asclépia)

  Potentes energias estão incorporadas nesta planta, fogos que ascendem do interior da terra e a permeiam,

[2] Ver a descrição botânica das plantas na página 123.

concentrando-se de forma especial em suas sementes. Participam da criação da sua estrutura física e determinam parte de sua forma externa. Transferidas para o ser humano como medicamento dinamizado, podem colaborar no desbloqueio de forças ancestrais.

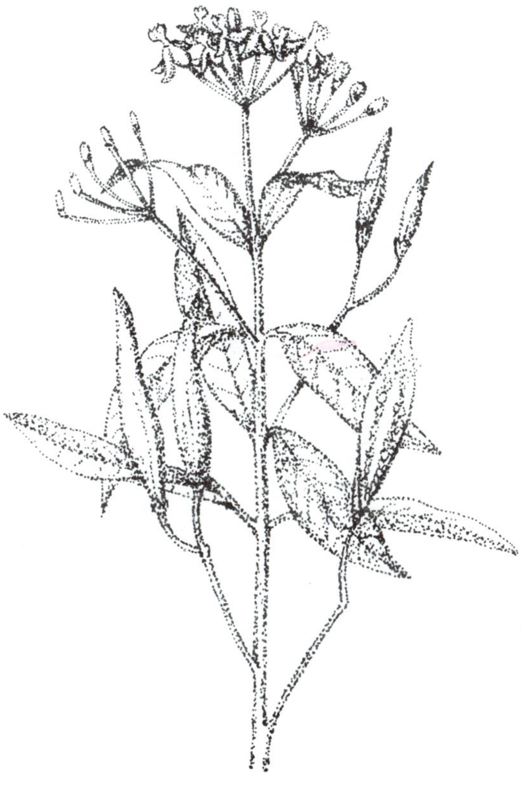

Asclepias curassavica

- *Phytolacca thyrsiflora* (fruto-de-pombo)

Esta planta, com suas longas e belas inflorescências, é regida por certos princípios formativos que participam também da criação da coluna vertebral do ser humano. É como se em sua contraparte sutil a planta "conhecesse" a dinâmica criativa dessa área do corpo. A *Phytolacca* facilita a ascensão ao longo da coluna das forças desbloqueadas pela *Asclepias*, que são posteriormente dissolvidas ou transformadas pelas que fluem dos planos superiores do ser.

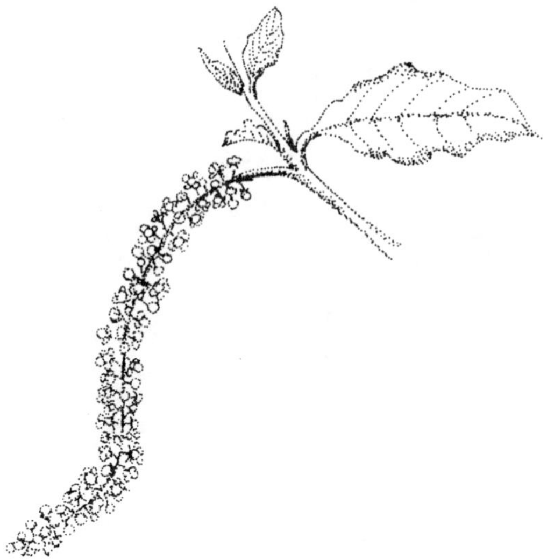

Phytolacca thyrsiflora
(detalhe da inflorescência)

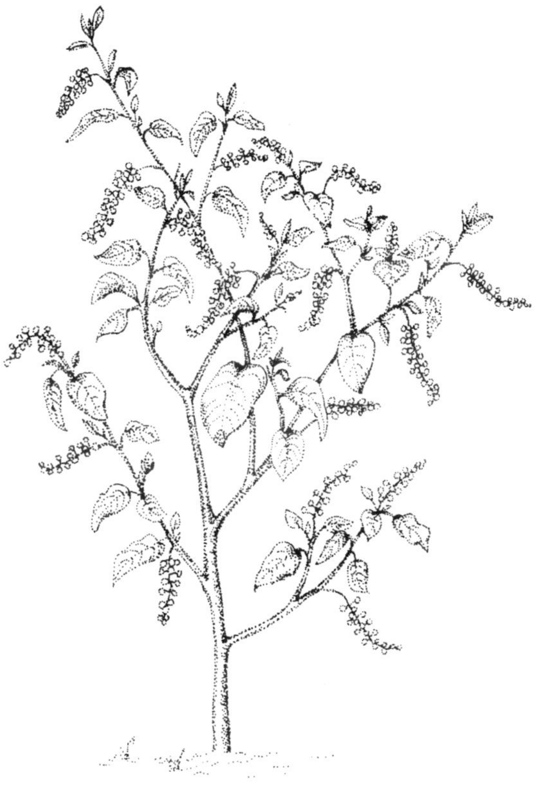

Phytolacca thyrsiflora (arbusto)

- *Solanum americanum* (erva-moura)

Esta planta, por sua vez, une e consolida os impulsos curativos trazidos pela *Asclepias* e pela *Phytolacca*, abrindo o campo energético do ser para receber energias superiores, vindas da sua própria Alma.

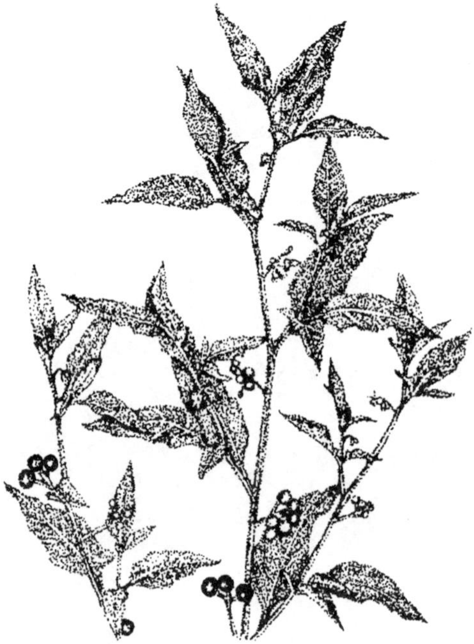

Solanum americanum

Ao preparado composto dessas plantas e dinamizado demos o nome de *Phytton 1*[3]. Por meio da ação desse medicamento, a Alma pode encontrar apoio no plano material para absorver e transformar as cargas negativas liberadas, restabelecer o fluxo correto das energias no corpo físico, no emocional e no mental, e assim entrar novamente em harmonia com eles.

---

3 Detalhes sobre a sua forma de preparo, indicações e posologia estão apresentados na página 107.

A dissolução de forças geradoras do câncer

Do ponto de vista da ciência espiritual, aqueles que contraem câncer equilibram forças destrutivas na própria vida e na vida de toda a humanidade. Por intermédio dessa enfermidade, uma espécie de "*escória psíquica*" é queimada, liberando assim a luz oculta no interior das células. Tal fato é reportado por muitos pacientes, que em suas crises chegam a perceber áreas do corpo físico como luz[4].

A relação entre a vida psíquica e o câncer, sinalizada há muito tempo pela ciência espiritual, encontrou um testemunho concreto na experiência de um médico neurologista[5]. Esse médico

---

4 Alguns conseguem conviver em paz com a dor ou até mesmo superá-la após passar por essa experiência.

5 Dr. med. Ryke Geerd Hamer. Ver o livro **Krebs, Krankheit der Seele**. Verlag Amici di Dirk, 6. Auflage, 1994.

sofreu um intenso golpe psíquico com a morte violenta e repentina de seu único filho, adolescente. Poucos meses depois, surgiu nele um câncer de testículo, logo tratado pelos métodos convencionais. Passados dois anos, quando trabalhava numa enfermaria de oncologia, verificou que na grande maioria das histórias clínicas dos seus pacientes encontrava, como na sua, um fato traumático bem significativo anterior à manifestação do câncer.

Estudando as tomografias computadorizadas[6] dos pacientes, esse médico observou ocorrerem no cérebro imagens incomuns, concêntricas e esféricas, até então atribuídas a artefatos técnicos do aparelho. As imagens assemelhavam-se às ondas concêntricas que se formam quando um objeto é lançado à superfície de um lago. Eram figuras não correspondentes a estruturas anatômicas. Ele então ajustou o aparelho para torná-lo mais sensível a essas imagens e percebeu que não surgiam de forma aleatória. Pelo contrário, após examinar milhares de pacientes, comprovou que choques psíquicos de conteúdo semelhante criavam imagens nas mesmas áreas do cérebro. Depois de mapear essas áreas sistematicamente de acordo com o tipo de trauma sofrido, relacionou-as com a região do corpo físico que comandavam. Pôde assim descobrir três etapas na manifestação do câncer:

- ocorrência de um choque psíquico violento;
- impacto desse choque na área cerebral que se relaciona com a natureza do trauma;
- surgimento do câncer no órgão regido por essa área.

---

[6] **Tomografia computadorizada:** Técnica de exame radiológico, controlada por computador, pela qual se radiografa o corpo humano em camadas de espessuras controladas, em qualquer plano, frontal, transversal ou mediano.

Em distintas áreas do cérebro[7] humano existem núcleos que comandam a vida automática do organismo: o ritmo cardíaco e o respiratório, a pressão arterial, a vasomotricidade, a sensibilidade geral, a coordenação dos movimentos, a temperatura corporal, o sono e a vigília, a fome, a sede e a saciedade, a diurese, o sistema endócrino, os ritmos circadianos[8], entre outros. Esses núcleos mantêm o equilíbrio e o funcionamento autônomo do organismo sem que a pessoa tenha que participar de forma consciente desse controle.

Além do cérebro físico existe o que se pode chamar de "cérebro sutil", que guarda a idéia arquetípica de sua contraparte física. Nele se situa a "matriz central", que reúne esses núcleos de comando e todas as demais estruturas complexas do cérebro físico. Nesse cérebro sutil está a representação viva, em imagens, do organismo inteiro. Todos os órgãos, sistemas e tecidos, todos os líquidos, substâncias e componentes orgânicos estão nele representados como "idéia primordial".

As funções, estruturas e formas de cada órgão se apresentam de modo "fragmentado" dentro do cérebro físico. O cérebro sutil engloba e unifica todas elas.

É nesse cérebro sutil que se dá o impacto das cargas psíquicas ancestrais relacionadas com o câncer, desalojadas pelo choque psíquico. Tais cargas refletem no cérebro físico seu padrão de desorganização. O órgão ou os órgãos correspondentes à área em que a desorganização se refletiu começam a receber impulsos também desordenados e a sofrer processos degenerativos.

---

[7] O termo **cérebro** aqui está sendo usado na concepção de **encéfalo** (ver nota na página 8).

[8] **Ritmos circadianos**: Oscilações das funções biológicas que se observam no período de 24 horas, influenciáveis pela intensidade da luz.

A persistência desses impulsos pode alterar o campo de tensão energética na coluna a ponto de provocar rotações ou desvios vertebrais, com conseqüente compressão das raízes nervosas. Isso exacerba o desequilíbrio já presente e torna defeituosa a comunicação entre o sistema nervoso central e os órgãos. Assim, a enfermidade se instala de modo mais arraigado no corpo físico.

O medicamento *Phytton 2*

Há plantas que podem contrapor-se a esse desequilíbrio, plantas cuja energia colabora na regeneração das áreas afetadas do cérebro sutil, aproximando-as do arquétipo que lhes corresponde. Foram reunidas no medicamento a que chamamos *Phytton 2*: *Cyperus rotundus* (tiririca), *Jasminum sp* (jasmim trepadeira) *e Geranium sp* (gerânio vermelho).

A tiririca é uma planta pioneira, pois medra rapidamente em áreas devastadas e inóspitas. É rústica e adapta-se a grandes variações ambientais, como secas, inundações e altas temperaturas. Cresce com rapidez e é tida como "agressiva" pela sua forma de propagação intensa, sobretudo quando surge em áreas agrícolas, onde compete com a cultura principal.

A tiririca é encontrada em todos os tipos de solos, climas e culturas e nas diversas regiões tropicais e subtropicais. Por muitos é referida como a planta mais daninha de todo o mundo e a mais disseminada: está presente em mais de 90 países e em nada menos que 50 tipos de culturas agrícolas.

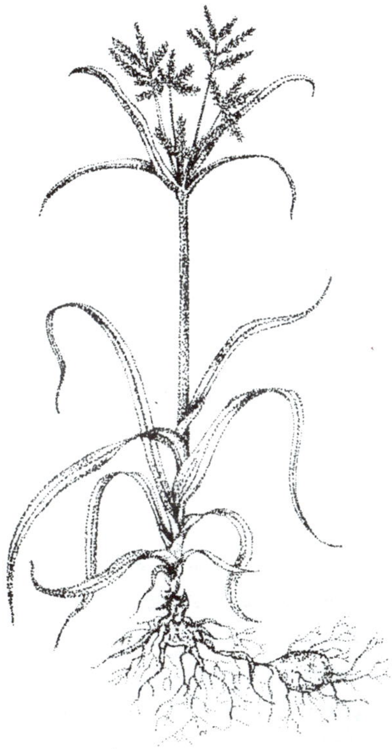

Cyperus rotundus

Sua reprodução dá-se por sementes e principalmente por tubérculos[9]. Cada tubérculo apresenta cerca de oito gemas, das quais somente uma ou duas germinam; as outras permanecem dormentes. Sua brotação dá origem a um ou mais rizomas[10] que cres-

---

9 **Tubérculos:** Estruturas subterrâneas de reservas nutritivas de algumas plantas.

10 **Rizomas:** Estruturas subterrâneas de propagação de algumas plantas.

cem em várias direções. Para cima vão formar o bulbo basal, que se enraíza e dá origem à parte aérea da planta. Esses bulbos produzem também novos rizomas, que se expandem em outras direções e vão gerar mais tubérculos.

Em climas adequados e solos férteis, cada tubérculo pode produzir em um mês aproximadamente 60 plantas e 60 novos tubérculos, quantidade que se duplica no segundo mês. Uma área de $1m^2$ pode apresentar 1.600 tubérculos. Um hectare, até 40 toneladas de rizomas e tubérculos.

O sombreamento mata apenas a parte aérea da planta, e só após alguns anos sem luz é que seu tubérculo morre. Nas áreas de baixa competição surgem mais plantas e nas de alta competição mais tubérculos, como garantia de sobrevivência. Um tubérculo pode manter sua vitalidade no solo por vários anos. Os produtos químicos empregados para combater a tiririca só reduzem sua capacidade reprodutiva, e sua rede subterrânea logo se recupera após sua aplicação. A dormência é quebrada pela água, e por isso há maior número de brotações no período de chuvas. Apesar de seus tubérculos não resistirem à exposição prolongada ao sol, as técnicas de manejo agrícola para erradicar a tiririca apenas contribuem para a sua proliferação, pois quando a parte aérea morre, ou quando rizomas ou tubérculos são rompidos da rede subterrânea, as gemas dormentes prontamente germinam!

Toda essa vigorosa capacidade regenerativa e reprodutiva da tiririca lhe confere a energia adequada para se contrapor aos impactos desestruturantes sofridos pelo cérebro sutil. Uma cataplasma[11] de tiririca aplicada na região occipital pode amortecer e

---

[11] Ver, na página 112, a forma de preparar e de aplicar a cataplasma de *Cyperus rotundus*.

até certo ponto repelir a desorganização que invade o cérebro físico. Regenera também as áreas agredidas e protege o cérebro de novos embates.

A tiririca pode ainda ser usada na composição de um medicamento dinamizado. Para elaborá-lo, extrai-se o suco fresco de seus tubérculos, por prensagem a frio, e acrescenta-se a ele o óleo essencial de duas outras plantas: o gerânio vermelho e o jasmim trepadeira.

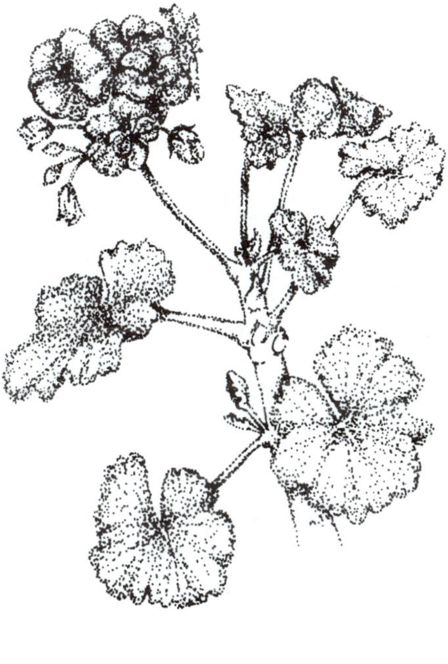

Geranium sp

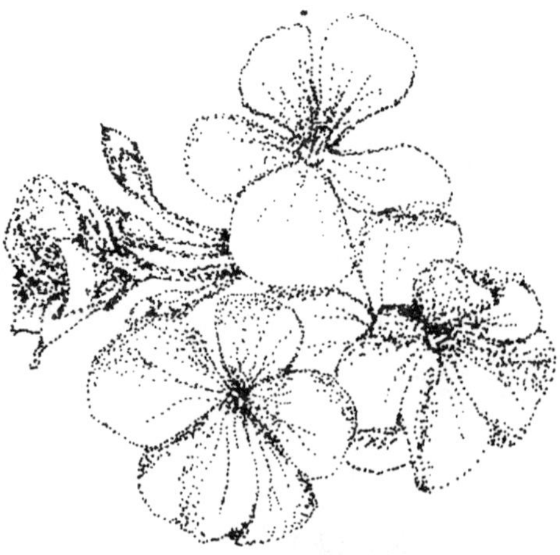

Geranium sp (detalhe das flores)

Obtêm-se os óleos essenciais por destilação a arraste de vapor, a partir de ramos floridos de cada planta em separado. A mistura dos óleos essenciais com o suco da tiririca é então dinamizada. A esse preparado demos o nome de *Phytton 2* [12].

Enquanto a energia vital presente na tiririca regenera a área afetada do cérebro físico e do sutil, as qualidades energéticas presentes nas essências de jasmim trepadeira e de gerânio vermelho regeneram outros planos ainda mais elevados da organização energética do cérebro humano. Essas plantas emitem elevados padrões vibratórios que aproximam o cérebro do arquétipo que lhe corresponde.

---

[12] Detalhes sobre a sua forma de preparo, indicações e posologia estão apresentados na página 110.

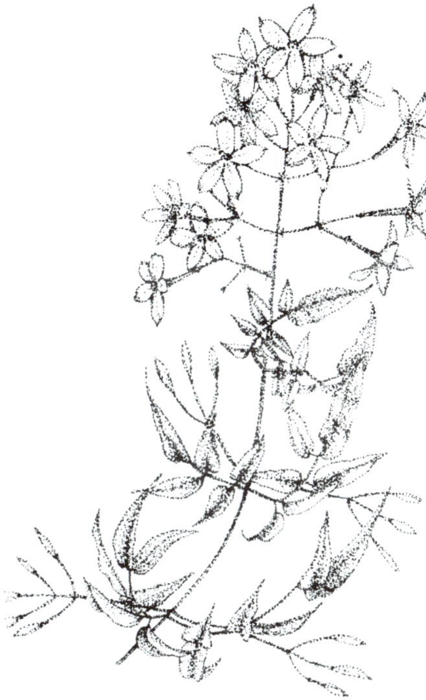

Jasminum sp

O uso desse medicamento não exclui o intenso trabalho interior a que é convidado fazer quem contrai essa enfermidade. Qualquer instrumento de cura só pode atuar plenamente quando existe no ser real disponibilidade para a transformação.

A união da vida orgânica e da vida psíquica

Há duas glândulas no diencéfalo, região central do cérebro humano[1], cuja atuação é complementar: a hipófise e a pineal (ver figura na página seguinte). A hipófise controla por via hormonal outras glândulas vitais do corpo, representando, de certa forma, no cérebro a vida orgânica. A pineal, por sua vez, representa a síntese da vida consciente mediada pelo sistema nervoso e pelos órgãos dos sentidos. O medicamento *Phytton 3*[2] integra essas glândulas, levando-as a atuar de maneira complementar e equilibrando suas várias manifestações. Além disso, harmoniza as conexões entre o sistema nervoso central e a vida orgânica.

O diencéfalo, além de área nobre e vital para o funciona-

---

[1] O **cérebro** propriamente dito é formado pelo **telencéfalo** (que corresponde aos dois hemisférios cerebrais) e pelo **diencéfalo.**

[2] Ver descrição na página 36.

mento do organismo, pode ser considerado um "santuário secreto", no interior do qual ocorrem processos ocultos que unem vários planos de consciência.

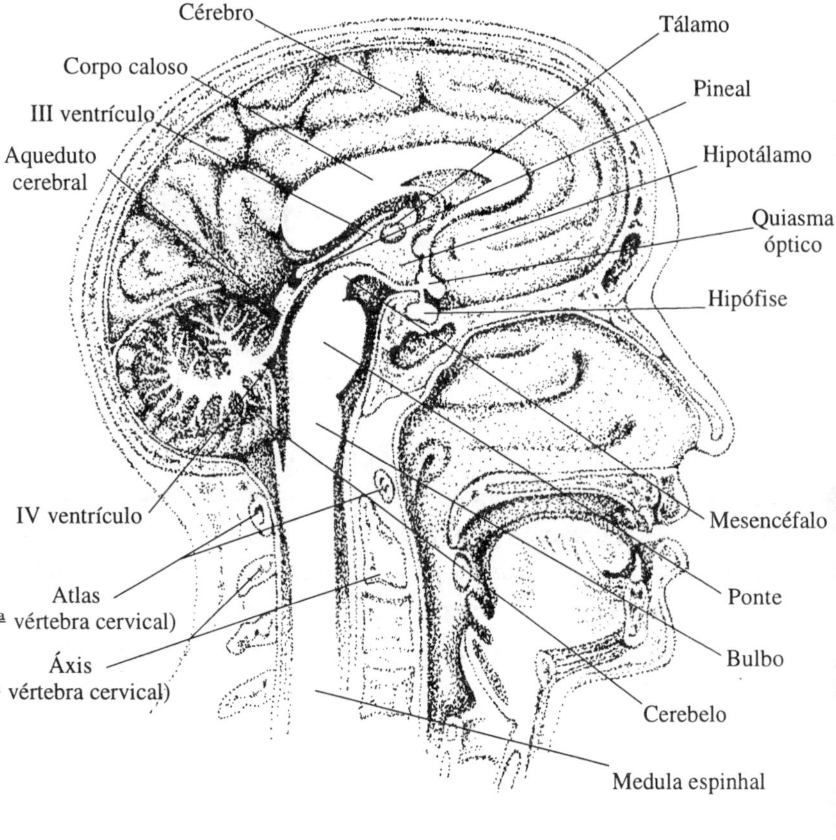

Hemisfério cerebral e suas principais estruturas

A cavidade do diencéfalo é uma estreita fenda na linha mediana denominada III ventrículo, que se comunica com o IV ventrículo, situado abaixo, pelo aqueduto cerebral, e com os ventrículos laterais (I e II ventrículos), pelos respectivos forames interventriculares.

O diencéfalo compreende as seguintes estruturas principais: tálamo, hipotálamo e epitálamo[3], todas conectadas com o III ventrículo. Diretamente ligada ao diencéfalo, encontramos a glândula hipófise[4], no assoalho do III ventrículo. Na parte superior e posterior do diencéfalo está a pineal[5].

O hipotálamo é uma área muito pequena do diencéfalo (pesa apenas 4g em um cérebro de 1.200g) e, apesar de seu diminuto tamanho, é uma das estruturas mais vitais do sistema nervoso, pelas suas múltiplas e variadas funções. Está conectado com:

- o sistema límbico, responsável principalmente pela regulação do comportamento emocional do ser humano;
- a área pré-frontal do córtex cerebral, também relacionado com o comportamento emocional;
- os órgãos e as vísceras, controlando as suas funções;
- a neuro-hipófise, que produz os hormônios antidiurético e ocitocina;
- a adeno-hipófise, regulando a liberação de seus hor-

---

[3] Compreende ainda o **subtálamo**, pequena área situada na parte posterior do diencéfalo, que participa do controle da motricidade somática.

[4] **Hipófise:** Também conhecida como glândula pituitária.

[5] **Pineal:** Também conhecida como epífise.

mônios, que por sua vez regulam outras glândulas[6] e hormônios[7];

- os órgãos dos sentidos para a sensibilidade visceral e para a sensibilidade especial, como o córtex olfatório e a retina;
- a glândula pineal.

Além disso, o hipotálamo relaciona-se com a homeostase[8], controlando o sistema nervoso autônomo e o sistema endócrino; participa do controle da temperatura corporal, do sono e da vigília, da fome, da sede, da saciedade, da diurese e dos ritmos circadianos[9].

O tálamo é fundamentalmente constituído de substância cinzenta, que se agrupa, formando diversos núcleos de conexões relacionados com a sensibilidade geral (todos os impulsos sensitivos param em um núcleo talâmico antes de chegar ao córtex sensitivo), com a motricidade, com o comportamento emocional e com a ativação do córtex cerebral.

O epitálamo contém estruturas que produzem hormônios (endócrinas) e outras que não os produzem. Entre as endócrinas, a mais importante é a glândula pineal. Quase todas as estruturas não endócrinas pertencem ao sistema límbico que, como dissemos, participa da regulação das emoções.

---

6 Glândulas tireóide, córtex da supra-renal, gônadas e glândulas mamárias.

7 Hormônio de crescimento e hormônio estimulante do melanócito, responsável pela pigmentação do corpo.

8 **Homeostase**: Estado de equilíbrio dinâmico do meio interno do organismo.

9 **Ritmos circadianos**: Ver nota na página 23.

A glândula hipófise, além de desempenhar as funções orgânicas já citadas, tem um papel essencial na integração da personalidade. Relaciona-se com um importante centro energético do corpo etérico, situado entre as sobrancelhas, base material para a vida psíquica e para certa modalidade de visão interna. Sua atuação se intensifica quando o sistema glandular recebe maior influência de níveis de consciência superiores, e expande sua atuação além da esfera puramente orgânica, instintiva e psicológica.

A glândula pineal, além das poucas funções hormonais[10] conhecidas, é essencial para o ser humano, pois forma no plano físico a base para a fusão da personalidade na alma. Como a humanidade se mantém enfocada no nível emocional e no mental e como a ciência terrestre se restringe apenas aos parâmetros materialistas, tais funções sutis permanecem ignoradas pela maioria.

Em etapas futuras do desenvolvimento da humanidade, a pineal e a hipófise estarão mais ativas. Os corpos, então mais sutilizados, responderão ao consciente direito, novo circuito energético que começa a despertar no presente ciclo. Novas possibilidades se abrirão para facilitar o contato do ser com mundos internos.

O diencéfalo constitui, portanto, uma área do cérebro para a qual confluem impulsos de vários níveis do ser humano. Nele estão:

- os centros superiores de integração da vida orgânica;
- o mundo instintivo e emotivo, a atividade psíquica que faz parte da vida da personalidade;

---

[10] **Melatonina.** Hormônio básico da pineal, que desempenha funções biológicas. De acordo com as pesquisas atuais, citam-se as seguintes: moduladora hormonal de outras glândulas, reguladora de outros sistemas e funções, antioxidante, reguladora energética, imunoprotetora, antiumoral, sonífera, anticolesterolêmica, entre outras.

- reflexos da própria vida mental e racional, relacionada com atividades conscientes do córtex cerebral;
- uma porta entreaberta para a integração do ser com planos superiores de consciência.

O medicamento *Phytton 3*

O ser humano, não raro, defronta-se com forças hostis, desorganizadoras, que emergem dele mesmo ou do ambiente que o circunda. Essas forças, que se expressam por meio da violência e da agressividade, "destilam" dentro do seu organismo "venenos" semelhantes aos das serpentes. Qualquer pensamento ou sentimento que apresente esse padrão energético negativo condensa-se e passa a circular no sangue e em todo o corpo sob a forma de toxinas. Como elas muitas vezes são produzidas em doses muito diluídas, não percebemos logo sua presença e muito menos seu poder desintegrador. Mas se esse tipo de atividade psíquica é constante, o organismo sofre as conseqüências.

É na câmara misteriosa no diencéfalo que as toxinas geradas pelas forças negativas do próprio ser humano penetram a vida dos órgãos, do sangue, do sistema nervoso, dos ossos e dos tecidos em geral.

O medicamento *Phytton 3* associa três plantas capazes de neutralizar tais forças venenosas infiltradas no ser humano ou produzidas por ele: *Aristolochia cymbifera* (aristolóquia), *Dendro-*

bium nobile (dendróbio) e *Mimosa pudica* (sensitiva)[11]. A aristolóquia tem afinidade com a glândula hipófise e com os processos autônomos da vida orgânica; a orquídea dendróbio tem afinidade com a glândula pineal e com os centros superiores com os quais ela se conecta; a sensitiva integra os dois pólos complementares representados pelas duas primeiras.

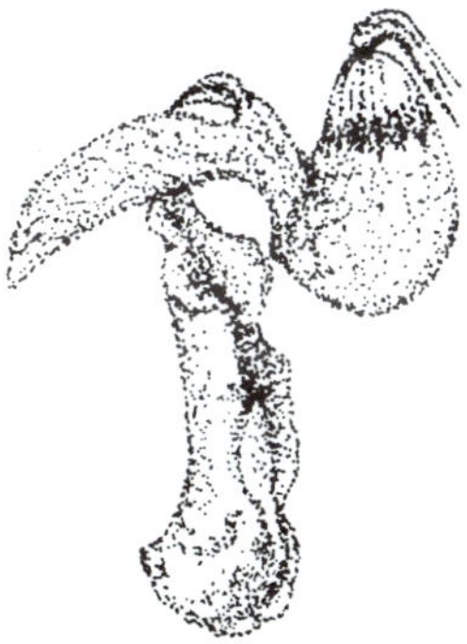

(detalhe da flor)

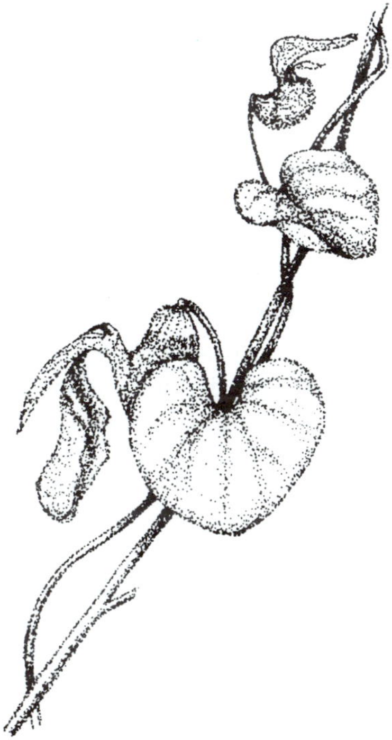

Aristolochia cymbifera

[11] Ver a descrição botânica das plantas na página 123.

A *Aristolochia cymbifera*[12] é uma vigorosa trepadeira que vive na orla das matas, em áreas semi-iluminadas. Sobe em árvores, em arbustos e em cercas pelos caminhos. Cresce a partir de um forte rizoma, que lhe permite resistir às agressões externas. Suas folhas, amplas e ovaladas, destacam-se pelos tons brilhantes de verde-escuro. Suas flores são atípicas: apresentam pétalas soldadas na base e têm a forma de órgão oco, à semelhança de um estômago. Na parte de cima delas se abrem dois grandes "lábios". Dentro desse "estômago" há estruturas pilosas com glândulas nas extremidades, produtoras de uma substância viscosa, de cheiro forte, que lembra o de matéria orgânica em decomposição. Com esse cheiro que exalam, as flores atraem insetos e os aprisionam temporariamente em seu interior. Na busca de uma saída, eles acabam colaborando nos processos de autofecundação da planta.

As propriedades terapêuticas da aristolóquia, conhecidas pela fitoterapia popular[13], demonstram claramente sua afinidade com a glândula hipófise, bem como com a glândula neuro-hipófise e com o hipotálamo, e dão-nos indícios de outras aplicações bem mais amplas.

O chá, principalmente de suas raízes (rizomas), é depurati-

---

[12] Existem várias espécies de aristolóquia que apresentam qualidades semelhantes, mas as que mais se aproximam da imagem descrita são a *A. cymbifera* e a *A. brasiliensis*.

[13] O que hoje se conhece por fitoterapia popular é pálido reflexo de uma sabedoria que o ser humano em épocas remotas possuía sobre as qualidades terapêuticas das plantas. Os antigos sacerdotes, os curadores, os governantes ou outros guias de outrora podiam reconhecer diretamente, com os sentidos internos, as propriedades ocultas dos vegetais. Essa capacidade de percepção interna foi se perdendo à medida que a humanidade mergulhava no plano físico material e se identificava com ele. O conhecimento tradicional, transmitido de geração a geração, é resquício desse passado distante.

vo. Atua preponderantemente sobre os órgãos abdominais e é usado para tratar distúrbios digestivos e ginecológicos (ação sobre o útero e os ovários). Age beneficamente sobre a mucosa gastrointestinal, facilitando a assimilação dos alimentos.

O extrato alcoólico de rizomas é forte estimulante para os rins, fígado, baço e coração. Em doses concentradas, esse extrato alcoólico é abortivo. Tal efeito comprova a relação da aristolóquia com a neuro-hipófise, glândula que produz o hormônio ocitocina, responsável pela contração uterina para a expulsão do bebê na hora do parto. O efeito sobre os ovários, por sua vez, indica as conexões da planta com a glândula adeno-hipófise, produtora de hormônios que agem nesses órgãos.

A atuação da aristolóquia nos órgãos digestivos faz-nos perceber sua relação com o hipotálamo, área do diencéfalo que, como vimos, controla o sistema nervoso autônomo, e com o nervo vago, que se estende desde o bulbo, no tronco encefálico[14], até as vísceras torácicas e abdominais[15]. Todo esse circuito, abarcado pela ação da planta, equivale de certo modo ao do "sistema vagal"[16], que modula diretamente o sistema simpático e o parassimpático, interconectando seus campos de atuação, desde o centro integrador do hipotálamo até a vida interna das vísceras torácicas e abdominais. A aristolóquia representa assim o "sistema vagal", que constitui importante síntese de energias e cuja expressão orgânica pode ser associada à glândula hipófise.

---

[14] **Tronco encefálico:** Ver figura na página 32.

[15] A área de atuação do nervo vago engloba laringe, faringe e esôfago, passa pela traquéia, pulmões, coração e vísceras abdominais, chegando até o cólon ascendente e o transverso.

[16] Ver outras informações sobre o "sistema vagal" no capítulo "Sistema nervoso autônomo", em A MEDICINA RESGATADA — *Uma Introdução à Praxis Vertebralis*, op. cit.

A aristolóquia é utilizada também como antiofídico. Há, como se disse, semelhança energética entre os venenos ofídicos e as cargas psíquicas negativas do ser humano, e a aristolóquia é capaz de neutralizar uns e outros na contraparte sutil do diencéfalo.

Se a aristolóquia se relaciona com as funções orgânicas automáticas no homem, inconscientes e fora do alcance de seu controle voluntário, a orquídea dendróbio relaciona-se com o pólo complementar dessas funções: os níveis conscientes e os planos de consciência acima do mental.

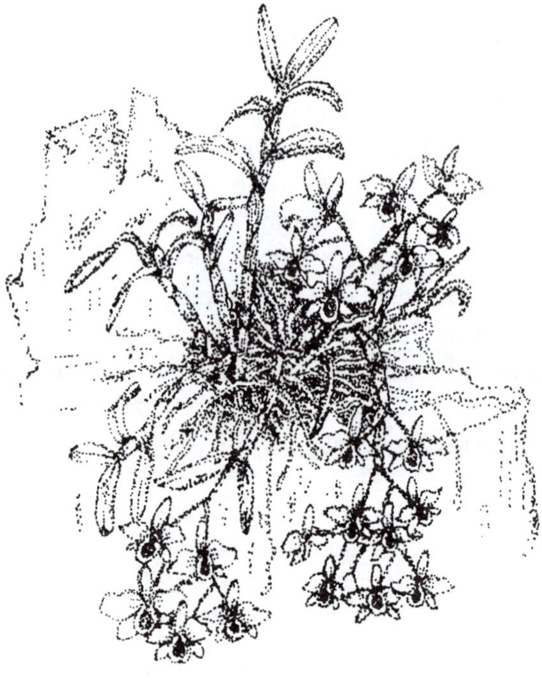

Dendrobium nobile

Essa orquídea apresenta floração abundante, viçosa e muito perfumada, que perdura por vários dias. Seu aroma se esparge a distância. Geralmente é fecundada por um inseto específico que só se encontra no seu hábitat[17]. Ao visitá-la ele rompe a bolsa onde se encontram os grãos de pólen e os transporta para o receptáculo feminino da flor (estigma).

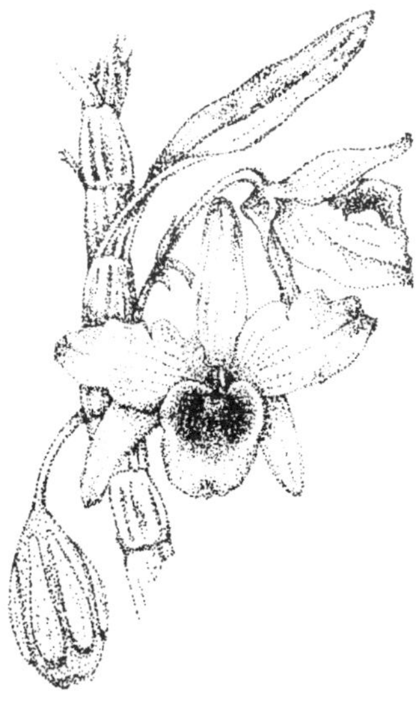

Dendrobium nobile

(detalhe da flor)

A partir daí inicia-se a lenta maturação das sementes: elas estarão prontas apenas no ano seguinte, quando um novo ciclo de floração começar. Enquanto amadurecem, as sementes recebem influência de ritmos cósmicos e desenvolvem ao longo desse período um padrão energético afim com o da glândula pineal.

---

[17] Fora do hábitat, essa orquídea geralmente não pode ser fecundada de forma natural.

As qualidades sutis do dendróbio são então somadas às qualidades sutis da aristolóquia — dois universos distintos e distantes — com a colaboração de outra planta, conhecida como *Mimosa pudica.*

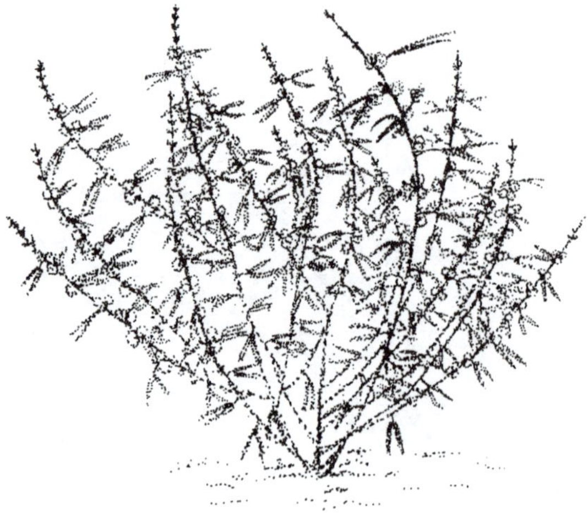

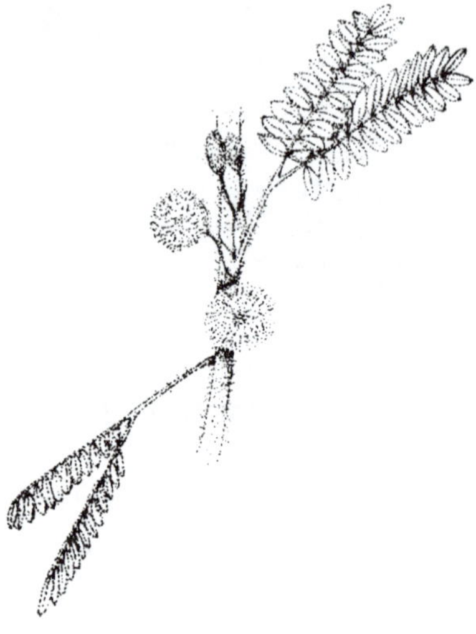

Mimosa pudica, com detalhe das folhas e das flores

Essa terceira planta do medicamento representa um dos estágios iniciais em que a Vida introduz na escala evolutiva dos reinos da natureza o que chamamos *arco reflexo*, base de certas funções automáticas do organismo animal e do humano. No ser humano, o arco reflexo medular orgânico do sistema nervoso[18] integra a vida orgânica com os centros de comando superiores do encéfalo.

A sensitiva mostra uma forma rudimentar do arco reflexo simples. Ao ser tocada, imediatamente fecha os folíolos e baixa os pecíolos. Sua presença no medicamento permite que a energia da aristolóquia e a do dendróbio se interpenetrem e se complementem.

Para preparar o medicamento *Phytton 3*, misturamos o extrato fresco da parte aérea florida da aristolóquia com as sementes de dendróbio e o extrato fresco da sensitiva. O líquido resultante foi dinamizado.

Na glândula pineal expressa-se um concentrado de forças superiores do ser humano. Elas são o pólo complementar de um conjunto de forças inferiores expresso pela glândula hipófise. Entre esses dois pólos existe um campo de tensão, cuja visualização e compreensão mais profunda possibilitariam grandes avanços no campo terapêutico. É no equilíbrio entre polaridades, regido pela consciência interna do ser, que se encontra a cura.

---

[18] Ver explicação desse mecanismo no capítulo "O Arco Reflexo", em A MEDICINA RESGATADA — *Uma Introdução à Praxis Vertebralis*, op. cit.

Parte 2

Reorganização da estrutura óssea do ser humano

O poder regenerador das lavas vulcânicas

Uma pessoa manifestou-me certa vez sua angústia diante da experiência traumática pela qual a filha adolescente estava passando. Um dia, quando andavam por uma rua da sua cidade, a jovem foi atingida por uma "bala perdida" que penetrou em sua mandíbula e ali se alojou. Três longas e delicadas cirurgias haviam sido feitas para retirar o projétil, colocar enxerto ósseo no local e fazer um implante dentário. Depois de seis meses da última cirurgia, ainda fazia uso contínuo de antibióticos e vivia momentos difíceis: uma infecção rebelde e crônica, diagnosticada como osteomielite, ameaçava todo o trabalho realizado até então. Desesperada, a mãe da jovem pedia ajuda.

Diante dessa necessidade, tomei um antigo e instrutivo livro de homeopatia que estava sobre minha mesa de trabalho, e providencialmente abri ao acaso em uma página da sessão que descrevia as propriedades de alguns medicamentos[1]. Li o título *Hekla lava*[2], sob o qual havia as seguintes indicações, que transcrevo na íntegra:

- Notável ação sobre os maxilares; hipertrofia do maxilar.
- Exostoses, cancro e nodosidades ósseas; tumores em geral.
- Osteíte, periostite; cáries ósseas; abscessos de gengiva.
- Dentição difícil; nevralgia facial do dente cariado; odontalgia pós-extração.
- Glândulas cervicais aumentadas e endurecidas.

Não tive dúvidas e imediatamente prescrevi para a jovem *Hekla lava* CH5[3], para ser adquirido em qualquer farmácia homeopática idônea.

Um mês depois recebi uma carta com o relato do resultado do tratamento: a secreção purulenta havia cessado uma semana após o uso do medicamento. Como inicialmente não se convenceu de que o problema havia sido sanado de modo tão rápido e positivo, aquela conhecida manteve o medicamento por mais uma semana, e a infecção não retornou.

Cada elemento material da natureza tem o papel de servir

---

[1] **Guia de Medicina Homeopática**. Dr. Nilo Cairo. Editora Livraria Teixeira Ltda., SP, 21ª edição, 1992.

[2] Esse medicamento homeopático é elaborado a partir de lavas do vulcão Hekla, que se encontra na região centro-sul da Islândia, aproximadamente a 65° de latitude Norte e 20° de longitude Oeste, bem próximo à linha do Círculo Polar Ártico.

[3] Esta sigla significa que a substância original do medicamento — lavas do vulcão Hekla — está na diluição 1×10^{-10}, ou seja, na proporção de 1/10.000.000.000!

de ancoradouro para certas forças cósmicas e dirigi-las para o plano físico-concreto, onde participam da construção e manutenção de todas as formas. Há três elementos em especial que refletem os arquétipos construtores do mundo material e encontram-se na base de toda a criação. Os antigos alquimistas denominavam-nos *sal*, *mercúrio* e *súlfur* (enxofre), mas não se referiam aos elementos químicos conhecidos hoje, e sim à sua essência e dinâmica fundamental. Por *sal*, compreendiam os processos da natureza que tendiam para o endurecimento, condensação e mineralização. Por *súlfur*, compreendiam os processos que, ao incorporarem elementos imponderáveis no plano físico (luz, calor, éter), tendem para a desagregação, dispersão e desmaterialização. Por *mercúrio*, compreendiam os processos que realizam o equilíbrio entre os pólos complementares representados pelo *sal* (forças terrestres de materialização) e pelo *súlfur* (forças cósmicas de sutilização).

Os elementos básicos que atuam dinamicamente na criação da forma humana em suas distintas fases de desenvolvimento são as forças do magnésio (Mg) e as do flúor (F). Para a condensação dos órgãos e tecidos, desde os primórdios da vida embrionária, são usadas as forças do flúor; para o desenvolvimento e a manutenção dos órgãos vitais, preponderam as do magnésio. O magnésio mantém a vitalidade, o flúor a delimita. Cabe à consciência regente do corpo, que coordena e integra a vida orgânica, manter a cada momento o correto equilíbrio entre esses pólos complementares, pois sempre um tende a predominar sobre o outro. A homeostase do organismo baseia-se nesse processo.

Na consolidação da textura óssea encontramos esse mesmo jogo contínuo de forças, ora um dos pólos predominando, ora outro. A "estabilidade" do osso é possível pela manutenção ininterrupta desse equilíbrio dinâmico.

No caso da jovem com osteomielite, o impacto do acidente

e das diversas cirurgias pelas quais passou desestabilizou as forças de consolidação, e o predomínio das forças vitais propiciou o campo energético para a proliferação bacteriana. O poder mineralizante da lava vulcânica, mesmo sem apresentar ação antibacteriana específica e em alta diluição substancial, restabeleceu o equilíbrio energético, eliminando assim a causa primária da infecção.

As alterações nos ossos no ser humano

O número de pessoas acometidas por enfermidades relacionadas com o enfraquecimento do esqueleto aumenta sem cessar. A causa desse enfraquecimento não é uma carência mineral primária, mas o desequilíbrio entre a dinâmica da mineralização e da desmineralização, entre as forças representadas pelo flúor e as representadas pelo magnésio, conforme vimos anteriormente.

A dinâmica das forças presentes nos ossos vai depender de sua forma (longa ou plana), de sua conformação (esponjosa ou compacta), ou da região que ocupam no corpo. Podemos então constatar que a própria constituição óssea expressa pólos complementares: um osso longo, por exemplo, é o oposto de um osso plano.

Apesar de sua aparência estática e de sua dureza, os ossos são tecidos vivos, em constante transformação. Há neles células chamadas *osteoblastos*, cuja função é a de continuamente remodelá-los e repará-los. E há também células chamadas *osteoclastos*, para dissolver sua estrutura. A estabilidade do esqueleto depende do equilíbrio dinâmico entre a atividade que dissolve e a que reconstrói o tecido ósseo, e a relação entre elas é distinta em cada época da vida. Durante a fase embrionária, predomina a atividade de formação. A segunda fase vai do nascimento até a fusão das epífises[4], no final da adolescência; os ossos continuam a crescer, ainda sob a predominância da atividade dos osteoblastos. Na terceira fase, já na idade adulta, as duas atividades se equilibram, e os ossos se mantêm relativamente estáveis. Na quarta fase, a atividade dos osteoclastos passa a predominar, e assim os ossos sofrem uma desmineralização gradual. Por isso, normalmente se admite que algum grau de perda de massa óssea seja inevitável com o avanço da idade, independentemente de sexo, raça, clima ou dieta, embora existam muitas pessoas idosas em que ela não é acentuada. É a consciência regente do corpo que regula essa evolução.

É preciso refletir sobre tudo isto ao buscar medicamentos para a reconstituição e fortalecimento da estrutura mineral dos ossos.

Características energéticas das lavas

Ao constatar a eficiência do medicamento à base de lavas do vulcão Hekla na remineralização dos ossos planos do crânio[5], voltei-me espontaneamente para a necessidade de encontrar outras lavas que agissem nos demais ossos do corpo.

---

4 **Epífises**: Extremidades de um osso longo.

5 **Crânio:** No sentido próprio do termo, o crânio inclui os ossos faciais e os ossos cranianos propriamente ditos.

Os vulcões expelem lavas de composições químicas diferentes e com características energéticas distintas, a depender da região em que se localizam. Como o Hekla se situa ao norte do Hemisfério Norte e atua sobre os ossos planos do crânio, para tratar seus opostos, os ossos longos do corpo, seriam necessárias lavas de um vulcão do sul do Hemisfério Sul. Em tais lavas deveriam predominar elementos químicos de atuação semelhante à do flúor. Para fortalecer e regenerar a medula óssea[6], dever-se-ia dispor de lavas de um vulcão próximo à linha do equador, com a predominância de elementos químicos que atuassem na mesma linha do magnésio.

Poucas semanas depois dessas primeiras impressões, recebemos lavas do vulcão Hudson, situado ao sul da Patagônia, no Chile[7]. No mesmo período, recebemos de outra fonte lavas do vulcão Arenal[8], situado na Costa Rica, dentro da faixa equatorial. Verificamos que não só a localização dos vulcões, mas também a composição química das lavas, correspondiam ao que buscávamos. Tomamos esses sinais como estímulos para aprofundar nossas pesquisas.

As erupções conhecidas do vulcão Hudson ocorreram em 1891, 1971 e 1991, sendo esta última a mais intensa e explosiva delas: imensa quantidade de cinzas espalhou-se até o território argentino e formou camadas de 10 a 80cm de altura, em um raio de

---

6 Na medula óssea formam-se eritrócitos (células vermelhas, também chamadas hemácias), leucócitos (células brancas) e megacariócitos, cujos fragmentos constituem as plaquetas, necessárias para a coagulação sangüínea.

7 O vulcão Hudson localiza-se a aproximadamente 46° de latitude Sul e 73° de longitude Oeste.

8 O vulcão Arenal localiza-se a aproximadamente 10° de latitude Norte e 85° de longitude Oeste.

50km ao seu redor, contaminando as fontes de água e as plantas da região. Como é área de pastoreio, milhares de ovelhas morreram intoxicadas pelo flúor[9], abundante em tais cinzas.

O vulcão Arenal despertou em 1968 com forte explosão, que arremessou grandes blocos de matéria sólida a mais de 5km de distância! Desde essa época suas erupções, embora não tão fortes, são freqüentes, com breves intervalos. O estudo da composição química de suas lavas mostrou predominância de óxido de magnésio (MgO) e de óxido de ferro (FeO).

Diante das constatações que estava sendo levado a fazer, esperava receber também as lavas do Hekla para compor uma trilogia de medicamentos que atuasse em toda a estrutura energética da coluna vertebral. Mas não as recebi. Depois de mais de um ano, ao rever no mapa-múndi a localização dos vulcões Hudson e Arenal, em um relance compreendi uma dinâmica de forças entre eles que ainda não tinha percebido: ambos estavam inseridos no continente americano, na imensa cadeia de montanhas que liga o pólo Sul ao pólo Norte do planeta. Ela parte do extremo sul do continente como Cordilheira dos Andes, atravessa a América Central, prolonga-se como Montanhas Rochosas na costa oeste da América do Norte e chega ao Alasca. Forma uma potente corrente magnética, espécie de "espinha dorsal" do planeta. Percebi ainda que o terceiro vulcão deveria estar, como supunha, no Hemisfério Norte, mas ao norte nessa cadeia de montanhas. Algum tempo depois recebi lavas de um vulcão situado ao norte do Canadá[10], compostas basicamente de rocha magmática denominada Kimberlito.

---

9 Quadro clínico denominado fluorose.

10 Vulcão Clifford Township, situado a 48,17° de latitude Norte e a 72,50° de longitude Oeste.

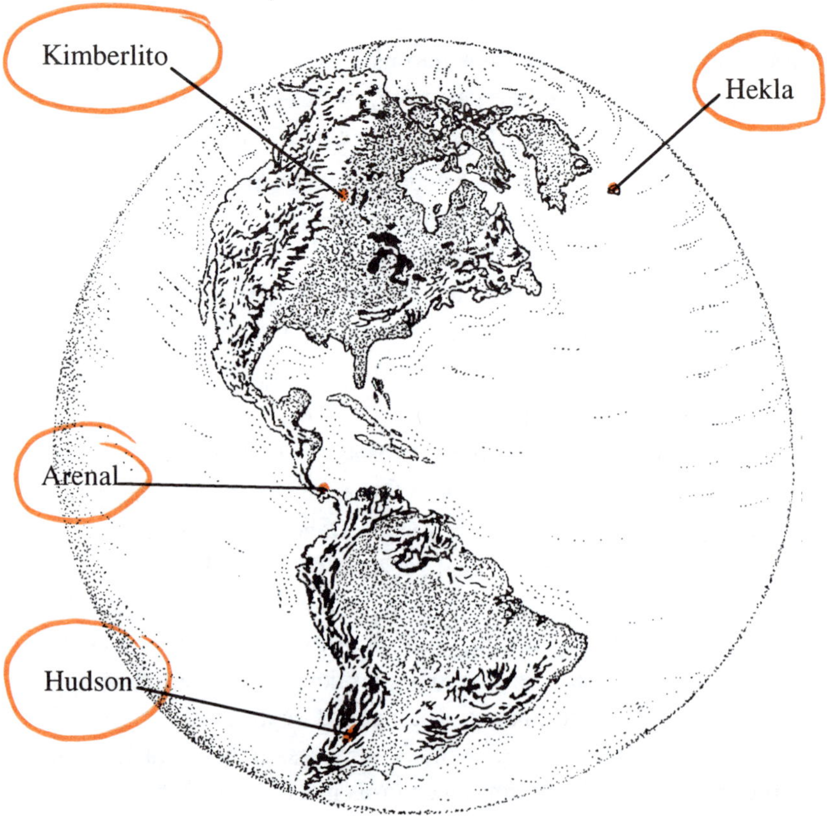

Mapa com a localização aproximada da procedência das lavas vulcânicas

Enquanto os medicamentos da linha *Phytton* harmonizam os conteúdos energéticos que circulam pela coluna vertebral, os medicamentos de lavas vulcânicas fortalecem a estrutura óssea em si. Estudaremos a seguir cada um desses medicamentos de lavas vulcânicas.

A regeneração dos ossos

Os ossos encontram-se submetidos a vários campos de forças polares. Um deles, como vimos, é criado pela atividade regeneradora dos osteoblastos e pela atividade destruidora dos osteoclastos, ambas essenciais na vida do esqueleto.

Várias influências, internas e externas, podem interferir no delicado equilíbrio entre tais pólos. Forças psíquicas negativas, por exemplo, hoje bastante difundidas, fazem com que a atividade dos osteoclastos predomine, levando ao enfraquecimento prematuro dos ossos.

Para tratar dos processos de desmineralização óssea, é necessário, primeiro, purificar a consciência, remover dela as toxinas psíquicas.

Os venenos ofídicos correspondem, de certa forma, à condensação de forças psíquicas negativas e desagregadoras. Por causa disso, os venenos ofídicos, uma vez submetidos ao processo da dinamização, invertem a ação destrutiva de suas toxinas e podem colaborar na purificação do ser humano.

Venenos ofídicos e psiquismo

São conhecidas três linhas básicas de atuação fisiológica dos venenos ofídicos, que dão testemunho de sua capacidade de agressão:

1. *Ação hemolítica e/ou coagulante*
   Destrói a estrutura do sangue, suporte da vida do organismo.

2. *Ação proteolítica (necrosante)*
   Destrói a estrutura das proteínas, componente básico dos tecidos, causando a necrose deles.

3. *Ação neurotóxica*
   Agride a estrutura do sistema nervoso, elemento de integração do organismo, causando paralisia de órgãos vitais.

Foram concebidos, pois, medicamentos para regeneração e fortalecimento ósseo compostos de venenos ofídicos e lavas vulcânicas, somados a um terceiro elemento mineral, este último com a função de unir campos de energia tão distintos. Os três constituintes são altamente diluídos e dinamizados, perdendo sua substancialidade material e liberando suas qualidades energéticas sutis e terapêuticas.

O medicamento *Hudson lava*

A atividade vulcânica faz parte de um ciclo de profunda transformação e regeneração da matéria. No interior da Terra há uma Consciência[11] que trabalha diretamente com o que se poderia chamar de fornalha central do planeta, onde é processada a vida da matéria por meio de uma potente alquimia. A essência dessa vida é como uma lava incandescente, porém mais sutil, fluida e vital. Ela transporta o próprio Fogo da matéria. Ao emergir à luz da superfície como lava física, é uma matéria em estado quase virginal, com o fogo da vida ainda aceso em seu interior.

As lavas possuem, por essa razão, grande capacidade de regenerar e consolidar a matéria. Para dirigir esse poder mineralizante às áreas do organismo onde ele é necessário, acopla-se às lavas um veneno ofídico dinamizado, tendo em vista que este é atraído magneticamente para as áreas onde as forças psíquicas negativas que lhe são afins estão concentradas.

As lavas do vulcão Hudson são apropriadas para a regeneração dos ossos longos do corpo, e também para os da bacia e coluna vertebral. A elas associamos o veneno de uma espécie ofídica do gênero *Bothrops*[12], de ação proteolítica. Essa ação também está incluída no mecanismo pelo qual os osteoclastos destroem o tecido ósseo. O veneno, portanto, conduz o poder dessas lavas à matriz protéica do osso, região agredida pelos osteoclastos.

---

[11] Ver SEGREDOS DESVELADOS, capítulo “A presença de Iberah”, de Trigueirinho, Editora Pensamento.

[12] *Bothrops alternatus* (urutu).

Como elemento amalgamador, utilizamos o *Plumbum metallicum*[13]. As forças sutis do *Plumbum* participam da criação das estruturas que ajudam a formação do tecido ósseo. Ele age como um elemento mercurial, ou seja, favorece o equilíbrio entre forças polares.

Todo esse conjunto de substâncias, dinamizado, constitui o medicamento *Hudson lava*, que desperta no esqueleto a "memória" do seu padrão original. É indicado em casos de manifestações patológicas na estrutura de sustentação óssea (desmineralização, enfermidades degenerativas, congênitas, inflamatórias, tumores, entre outras), e também em todo processo orgânico em que exista a tendência da perda de sua coesão mineral (desmineralização e degeneração).

O medicamento *Hudson lava* pode ter influência marcante no tratamento dos distúrbios próprios da menopausa, como veremos no capítulo "Desmineralização e climatério".

[13] Chumbo metálico.

A regeneração da medula óssea e do sangue

Uma atividade de vital importância para o organismo é a hematopoiese, a formação do sangue. É realizada na intimidade da estrutura óssea, na medula óssea vermelha. Consiste na criação dos eritrócitos (glóbulos vermelhos ou hemácias), dos leucócitos (glóbulos brancos) e também dos megacariócitos, cujos fragmentos vão formar as plaquetas, necessárias à coagulação sangüínea. Nos adultos, essa medula localiza-se principalmente no crânio, nas costelas, nas vértebras, no esterno e na pelve. Calcula-se que sua porção produtiva perfaça um total de 1.400g no adulto.

Durante o segundo mês de vida intra-uterina, o fígado assume papel importante na formação de células sangüíneas e, no quinto mês, o baço é o produtor dominante, atividade reduzida, entretanto, rapidamente. No nascimento o fígado ainda pode produzir sangue, mas o baço não.

A produção de células sangüíneas pelos ossos inicia-se no

quinto mês de vida fetal, primeiro no centro da cavidade da medula óssea, e mais tarde em toda ela. A hematopoiese permanece então inalterada até a puberdade, quando a medula de todas as extremidades dos ossos longos torna-se menos celular, mais gordurosa, e forma a chamada medula óssea amarela.

As hemácias são as células do sangue responsáveis pela captação e pelo transporte do oxigênio — da vida — dos pulmões para as demais células. Têm o formato de disco bicôncavo, o que aumenta consideravelmente sua superfície de absorção. Calcula-se que a superfície total das hemácias tenha uma área de mais ou menos 3.000m^2, ou seja, quase 1.500 vezes a superfície do corpo humano! O número médio de hemácias por milímetro cúbico de sangue no homem é de 5,4 milhões e na mulher de 4,7 milhões.

A vida média de uma hemácia é de 80 a 120 dias, o que significa que de 2 a 10 milhões são destruídas a cada segundo! Assim, também na hematopoiese há um contínuo jogo de forças polares, pois a cada conjunto de células mortas deve haver reposição imediata e proporcional. Sem isso o corpo não poderia subsistir, pois a vida ancora no sangue. A dinâmica destruição/criação se faz igualmente presente nas outras células sangüíneas. Ela deve estar em equilíbrio para haver saúde. Se a produção prepondera patologicamente, surgirão as policitemias e as leucemias[14]; se a destruição prepondera, surgirão as anemias hipoplásticas ou aplásticas [15].

---

[14] **Policitemia:** Condição clínica caracterizada pelo aumento excessivo na produção de glóbulos vermelhos. **Leucemia**: Condição clínica caracterizada pela produção descontrolada de glóbulos brancos anormais.

[15] **Anemia aplástica**: Anemia produzida pela ausência da medula óssea funcionante. **Anemia hipoplástica:** Anemia produzida pela redução da medula óssea funcionante.

O medicamento *Arenal lava*

As cargas psíquicas negativas que o ser humano engendra contra a vida em geral agridem a delicada vida do seu próprio sangue. Aqui também um veneno ofídico diluído e dinamizado e acoplado ao poder regenerador mineral de outra lava vulcânica pode auxiliar a purificação necessária para a cura.

As lavas do vulcão Arenal, impregnadas pelas energias que prevalecem na região equatorial do planeta e com magnésio em sua constituição química, apresentam um tropismo positivo para a medula óssea e têm afinidade com a produção de células sangüíneas. Dinamizadas e acopladas ao veneno ofídico igualmente dinamizado da espécie *Bothrops jararaca*[16] por meio do mineral berthierita[17], constituem o medicamento a que chamamos *Arenal lava*.

O veneno da *Bothrops jararaca* é hemolítico[18], coagulante e proteolítico. Essas propriedades o direcionam energeticamente para a esfera sangüínea e para a medula óssea. A berthierita é um mineral natural em cuja composição entram os elementos ferro (Fe), antimônio (Sb) e enxofre (S), todos decisivos para a vida do sangue. As forças do antimônio[19] têm a propriedade de plasmar e consolidar a forma no plano material. Participam da coagulação do sangue e corrigem deformações orgânicas ou a dilatação de va-

---

16 *Bothrops jararaca* (jararaca).

17 Fórmula química: $FeSb_2S_4$.

18 **Hemolítico:** Que promove hemólise, ou seja, a ruptura da membrana celular da hemácia, destruindo-a.

19 Também chamadas *forças antimonizantes*.

sos sangüíneos que impedem a boa circulação. Seu oposto polar são as forças da albumina[20], que preenchem a forma de substâncias. O enxofre dá vida e "calor" ao sangue. O ferro ancora nele esses elementos imponderáveis e repele as influências psíquicas que o estejam agredindo.

O medicamento *Arenal lava* é indicado para as várias patologias que acometem a estrutura formadora e reguladora da atividade sangüínea, dentro e fora do âmbito da medula óssea[21].

---

[20] Também chamadas *forças albuminantes*.

[21] Além da agressão de forças psíquicas, a medula óssea pode ser danificada por radiação, infecções, quimioterapia anticâncer e outros agentes. Ver indicações clínicas nos "Dados sinópticos dos medicamentos", na página 93.

A regeneração do crânio

O kimberlito é uma rocha magmática, ou seja, de origem vulcânica, vinda de grande profundidade subterrânea[22]. É encontrada hoje apenas em fissuras e crateras antigas e profundas, onde se localiza a maioria das minas de diamantes, dos quais ele é a rocha matriz.

Diamante, palavra grega que significa inquebrável, indestrutível, invencível, inabalável, inalterável, é o nome dessa que é a substância natural mais dura e luminosa que se conhece. Mineral raro, é composto do mesmo elemento químico que constitui o negro carvão e o macio grafite: o carbono. No diamante, os átomos de carbono formam uma rede tridimensional que o tornam extremamente duro e resistente; no grafite, pelo contrário, eles formam

22 Estima-se em torno de 150 a 200km de profundidade!

uma rede bidimensional de ligações maiores, que o tornam macio e friável.

A

B

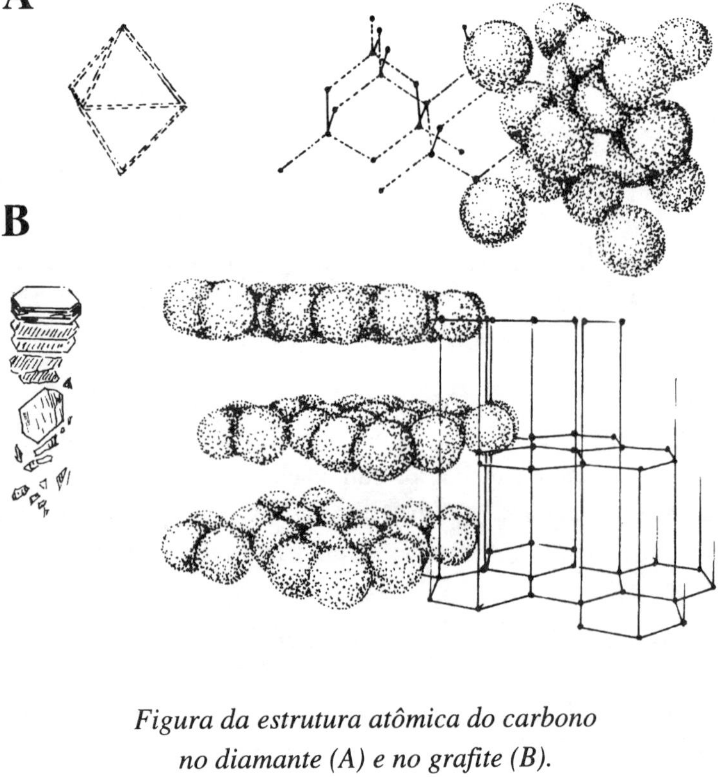

Figura da estrutura atômica do carbono no diamante (A) e no grafite (B).

Para conseguir essa organização atômica tão estável são necessárias altas pressões e altas temperaturas, como as existentes no interior da Terra. Por subir rapidamente para a superfície, o magma que o forma não tem sua disposição alterada, mesmo submetido depois somente à pressão atmosférica.

O carbono é a substância-base do arcabouço material que possibilita a manifestação da vida. Permite que correntes de energia cósmica tomem forma no ser humano, no animal ou no vegetal. O luminoso diamante e o negro carvão correspondem às polaridades representadas pela luz e pela treva, pela essência e pela forma, polaridades que o carbono unifica em si.

Podem-se estabelecer relações entre o diamante e a cabeça humana. As estruturas mais duras do corpo, os dentes, nela se encontram, e é nela que a luz da consciência ancora. Para refletir essa luz, o corpo físico deve aproximar-se de seu arquétipo espiritual. A criação original do diamante no plano material está internamente ligada à criação do arquétipo do corpo físico do ser humano, e as estruturas energéticas de ambos se correspondem.

O arquétipo do diamante, ao refletir-se no plano físico, impregnou-se também de características materiais e perdeu seu padrão de cristalinidade, dando lugar à opacidade e à turbidez do grafite e do carvão. Analogamente, o ser humano em sua queda original preencheu-se em demasia de forças materiais, obscurecendo os padrões arquetípicos de seu corpo físico.

O medicamento *Kimberlito lava*

Para preparar o medicamento *Kimberlito lava*, mescla-se um fragmento de Kimberlito ao veneno cristalizado de uma espécie ofídica do gênero *Micrurus*[23], amalgamados por meio do elemento silício (Si).

Esse veneno é altamente neurotóxico. Dinamizado, dirige-se para a esfera do sistema nervoso e o purifica, removendo conteúdos psíquicos estagnados. O silício é um elemento que participa da construção e manutenção do sistema nervoso. Na natureza, onde se encontra amplamente disseminado, constitui os órgãos dos sentidos ou as antenas sutis do planeta, e o conecta com as correntes de energia cósmica responsáveis pela manifestação da vida terrestre.

O medicamento *Kimberlito lava* é indicado para a regeneração dos ossos do crânio e de toda a estrutura mineral do organismo. Também pode ser útil para a regeneração orgânica em geral.

Os medicamentos à base de lavas vulcânicas dinamizam as correntes de energia que devem percorrer a coluna vertebral do ser humano, unindo seus extremos polares, reforçando e sustentando sua verticalidade, regenerando suas estruturas. Esse reequilíbrio acaba por refletir-se no organismo inteiro, pois sabemos pela Praxis Vertebralis[24] que a integridade do eixo vertebral medular permite o correto funcionamento do arco reflexo medular orgânico.

---

[23] *Micrurus sp.* (coral verdadeira). O veneno dessa espécie pode ser substituído pelo da *Crotalus durissus terrificus* (cascavel), pois ele é de grande dificuldade de obtenção.

[24] Ver A MEDICINA RESGATADA — *Uma Introdução à Praxis Vertebralis*, op. cit.

Parte 3

Sutilização da matéria do corpo humano

Desmineralização e climatério

O ser humano é uma essência anímico-espiritual que cumpre um ciclo evolutivo na matéria. A cada nova encarnação, prepara um corpo físico adequado para realizar suas tarefas e assumir seu destino na Terra. Encarnado, passa por fases bem definidas de desenvolvimento. Completado seu tempo aqui, abandona o corpo físico e volta ao plano anímico-espiritual a que pertence. Em dado momento torna a encarnar, e assim prossegue, enquanto sujeito ao ciclo evolutivo material.

O corpo físico está sob a regência das leis naturais: nasce, cresce e morre. A essência, ao contrário, é imortal e tem um caminho infinito à frente. A essência anímico-espiritual e o corpo físico que ela utiliza têm, portanto, destinos diferentes. E enquanto estão acoplados, sua relação vai-se transformando por etapas. Isto pode ser visualizado no seguinte esquema.

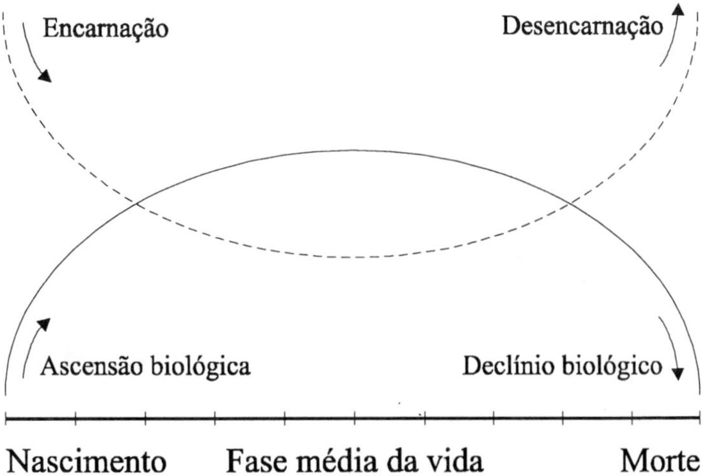

Gráfico da evolução biológica (linha contínua) e da anímico-espiritual (linha pontilhada) do ser

A primeira etapa é de formação. Ao encarnar no plano material, a alma ainda se encontra em grande parte fora do corpo físico. Só aos poucos o vai permeando e moldando de acordo com seus propósitos. Quando já de plena posse dele, entra em nova etapa, de intensa interação com a vida concreta: experimenta, aprende, serve e evolui. Em determinado momento, o corpo físico passa ao declínio biológico natural. A alma, então, começa a liberar-se dele. Por não estarem mais tão acoplados, ela não fica tão a mercê das circunstâncias materiais e pode assim usufruir maior influência dos níveis superiores de onde proveio. Já no caminho de volta, colhe e distribui parte dos frutos do que cultivou em sua existência, como compreensão, sabedoria, serenidade e amor universal. Depois atravessa o portal da morte e abandona o corpo.

Um dos fatores determinantes que acopla a alma com o corpo é a maturação sexual. A atividade biológica dos hormônios sexuais atrai internamente a alma para o grande jogo de forças que caracteriza a etapa reprodutiva, atração que exercerá maior ou menor influência sobre ela, a depender do seu grau evolutivo. Quando a atividade glandular regride e o corpo entra em seu período normal de repouso biológico, dá-se um grande alívio para a alma, que pode então viver sem tantos grilhões materiais.

O climatério constitui um período de transição na vida do ser humano, dentro do qual se situa a menopausa, o momento de regressão da atividade[1] reprodutivo-glandular na mulher.

Climatério

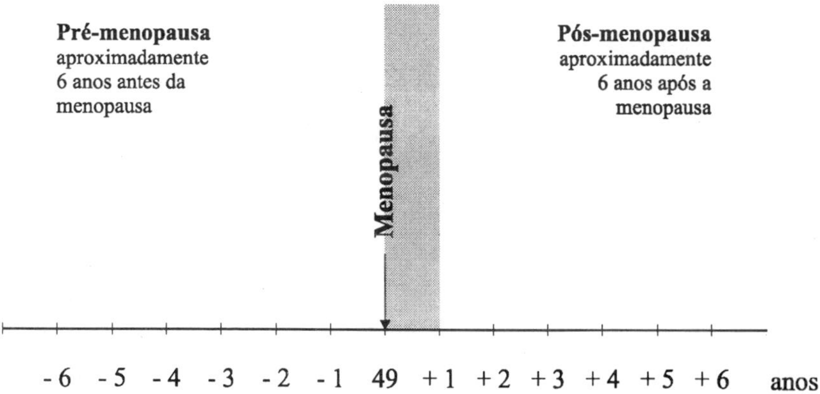

[1] Atualmente, o termo climatério é usado quase só se referindo à época da menopausa.

Do ponto de vista da alma, é uma etapa de liberação e de ingresso em ciclos evolutivos mais amplos. Do ponto de vista biológico, é um momento de adaptações do corpo à nova condição, com importantes ajustes hormonais e fisiológicos a realizar. Do ponto de vista psíquico, no entanto, o que deveria ser natural torna-se geralmente uma crise, pois a existência humana é quase sempre baseada em valores ilusórios. O materialismo deixa as pessoas sem perspectivas reais para o futuro e as leva, consciente ou inconscientemente, a negá-lo e a querer perpetuar a fase anterior. Tal estado de frustração básica, acrescido dos medos, conflitos, traumatismos, perdas e decepções no campo afetivo-emocional, faz com que a estrutura dos ossos seja minada pela acentuação da osteólise, ou seja, fique desmineralizada.

Hudson lava e osteoporose

Normalmente, admite-se que a partir dos 30 anos a mulher perca de 0,75 a 1 por cento de massa óssea ao ano, taxa que até 5 anos após a menopausa pode subir de 2 a 3 por cento. Sabe-se que vários fatores podem acelerar esse processo: a situação endócrina, a história gestacional, a compleição física, as características genéticas (raça, hereditariedade), a atividade física, a alimentação, o tabagismo, o alcoolismo, o uso de certos medicamentos, entre outros. Entretanto, apesar de esses fatores influenciarem, a causa principal da doença é a deficiência do poder de coesão que sustenta os sais minerais e o cálcio nos ossos e nos tecidos em geral.

Pensa-se que essa deficiência se deve basicamente à falta de hormônios. Na verdade, a causa última da desmineralização não é essa, mas sim os estados psíquicos negativos. Portanto, é a vida psíquica que deve ser tratada, é a consciência que deve ser transformada para retomar a regência da vida orgânica.

É preciso também levar em conta que a quantidade de hormônios necessária à nova fase da vida é menor e que a terapia de reposição hormonal faz com que os fogos biológicos se reacendam, atando a alma novamente ao corpo físico e dificultando a sua liberação[2].

Uma alternativa poderia ser o uso do preparado *Hudson lava*[3] conjugado com *Carbolyc*, tratamento que vai atingir as causas do desequilíbrio, sem interferir na sucessão das etapas normais da vida.

O medicamento *Carbolyc*

O medo invade o psiquismo da maioria das pessoas, infiltra-se na matéria dos nervos, dos músculos, do sangue, dos membros, dos órgãos abdominais e *principalmente dos ossos*. Apenas algu-

2 Não negamos as indicações clínicas para a reposição hormonal; apenas fornecemos estas informações para que com respeito a isso cada pessoa possa tomar as próprias decisões mais *conscientemente*.

3 Ver a descrição de *Hudson lava* na página 57.

mas áreas do organismo estão relativamente livres da influência do medo, como a região acima do diafragma, capaz de emitir vibrações elevadas.

Incorporado no decorrer das eras à constituição física do ser humano, o medo passou a tomar parte em sua coesão material. Mas, quando extrapola essa função orgânica, o medo invade a esfera da consciência e ali se expressa. O organismo e os ossos então se enfraquecem e desmineralizam, pois deles se esvai uma parte da força de coesão. Por isso as pessoas cuja condição psíquica é impregnada de medo possuem também ossos vulneráveis e frágeis.

O licopódio (*Lycopodium cernuum*) é uma planta singela, que custodia impulsos capazes de neutralizar os sintomas associados ao medo. Em sua composição energética interna está incluído um potente fogo sutil que se revela em parte ao tato: ao ser tocado, o licopódio dá a impressão de estar seco, embora esteja vivo. É como se esse fogo oculto fizesse volatilizar dele grande parte da água e deixasse apenas o essencial. Seu crescimento em área ensolarada, em solo pedregoso, árido e um tanto inóspito mostra sua afinidade com o calor e o fogo.

O licopódio apresenta forma piramidal de grande beleza, apontada para o alto, para a luz; os ramos laterais, dispostos com harmonia em horizontal, revelam espírito de doação ao plano material em que se desenvolve e expressa. As extremidades desses ramos levemente inclinados para baixo esboçam gestos de pura reverência e humildade. É um vegetal que guarda em nível profundo forças etéricas não de todo diferenciadas. São elas que o tornam capaz de sobreviver em condições adversas.

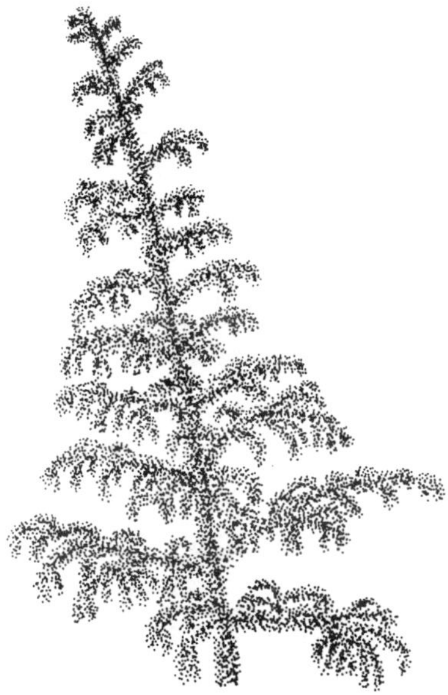

Lycopodium cernuum

O licopódio pertence a uma classe de plantas que já existia na Lemúria[4] e é um dos remanescentes desse passado longínquo. Naquela época, as plantas eram ainda pouco estruturadas, não possuíam caule e viviam diretamente na água ou à beira de lagos e em outras áreas úmidas. Eram rasteiras e de forma pouco especializada. À medida que o corpo físico do homem se foi estruturando, as plantas também foram condensando-se, criaram um caule rijo e ergueram-se do solo. Isso foi um marco decisivo em sua evolução,

4 **Lemúria**: Etapa remota da Terra, em que o ser humano desenvolveu o corpo físico.

pois elementos superiores, como folhas, flores, frutos e sementes, desenvolveram-se a partir do caule.

Entre os primeiros vegetais que assumiram o impulso à verticalização estava o grupo dos licopódios. Esse movimento de erguer-se do solo, de tornar-se rijo, foi concomitante à criação do esqueleto no ser humano. Assim, formou-se um elo profundo entre o licopódio e a estrutura óssea humana, o que concedeu a essa planta o "conhecimento" de como interagir com essa estrutura, de como desalojar dela elementos e vibrações que não mais lhe correspondem. Por isso o licopódio é capaz de apoiar o trabalho interno de dissolução do medo ancestral arraigado na intimidade dos tecidos e células do corpo humano. Seu fogo purificador e suas forças vitais regeneram as áreas atingidas pelas vibrações desse medo, paralisadoras e desvitalizantes.

Tal potencial curativo do licopódio pode ser exteriorizado, em parte, pela sua carbonização. Completa-se a liberação de suas qualidades sutis pela dinamização do carvão resultante. Ao medicamento assim elaborado denominamos *Carbolyc*.

A dissolução do miasma sifilítico

Através dos séculos, a energia reprodutiva foi sendo usada pelo ser humano de modo cada vez mais distorcido e egoísta, e todo o seu organismo, sobretudo o cérebro e o sistema nervoso, foi-se tornando por isso vulnerável a doenças transmitidas sexualmente. Certas forças psíquicas alimentadas pela satisfação de desejos grosseiros e pela busca de prazer carnal são responsáveis pelo surgimento e pela continuidade delas na humanidade.

A sífilis, por exemplo, produz no corpo físico-etérico toxinas sutis que se incrustam nos tecidos, nas células e no líquido intercelular. Tais tendências patológicas passam hereditariamente de pai para filho e podem ser reforçadas por deformações da educação e do exemplo, por influências externas, por alimentação inadequada, entre outros fatores. Assim sensibilizado, o corpo pode facilmente contrair a doença por meio de novo contato físico.

Essa doença está tão impregnada e disseminada na humanidade, que mesmo se nos mantivermos em abstinência sexual, levamos várias vidas para dissolver em nós as toxinas sutis a ela associadas.

Tais toxinas alojam-se principalmente nas áreas mais sensíveis do cérebro, de onde atingem as células nervosas com suas vibrações paralisantes, que dificultam o fluxo da energia vital e geram dissociações na constituição interna do ser. O mal funcionamento das células nervosas entorpece as funções cerebrais e mentais e impede o contato com realidades imateriais superiores.

Existe no ser humano uma relação misteriosa entre a atividade intelectual e a atividade sexual. O intelecto desligado de princípios espirituais gera pensamentos egoístas, críticos e destrutivos, o que provoca a perda de integridade psíquica. Isso exacerba as forças sexuais, levando o organismo à desvitalização, exaustão e autodestruição. Há, porém, uma atividade mental de caráter superior, que possibilita o contato com mundos mais elevados da intuição e da criação, estimula o pensamento altruísta, construtivo, e a busca da síntese. Essa atividade absorve e sublima as forças instintivas, canalizando-as para expressões mais sutis.

O medicamento *Aculeum*

Com certa freqüência nasce à beira de caminhos, em pastos abandonados, uma planta de porte herbáceo, rústica e densamente coberta de espinhos (acúleos), cujo nome popular é juá-bravo (nome científico: *Solanum viarum)* [5]. Tem preferência por terrenos arenosos, áridos e ácidos, e é considerada planta pioneira por sua grande resistência. A agressividade que manifesta nos espinhos é reforçada pelo fato de ser venenosa. Seus princípios tóxicos concentram-se basicamente nos frutos verdes e nas folhas.

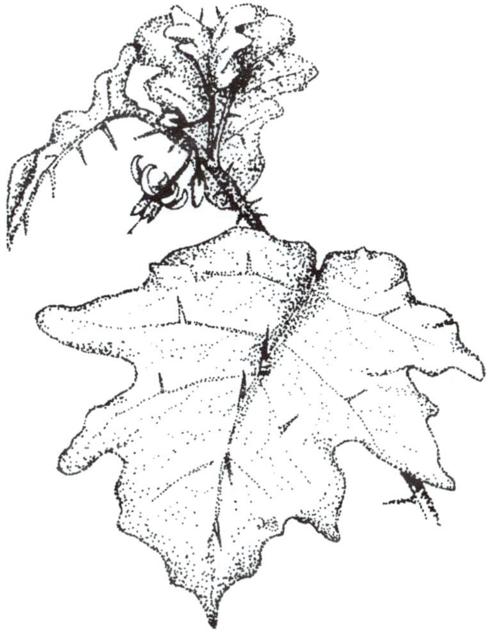

Solanum viarum (detalhe das folhas e flores)

---

[5] Ver a descrição botânica das plantas na página 123.

Como um gesto simbólico, as flores do juá nascem ocultas sob suas folhas e ficam por certo tempo voltadas para o centro da terra, contrárias à luz do sol. Pouco após a fecundação, os pequenos frutos viram-se para cima. Na primeira fase de sua formação são tóxicos, pelas intensas forças telúricas então absorvidas, e de cor verde. Quando as folhas do juá começam a cair, os frutos ficam expostos ao sol, perdem aos poucos seu poder tóxico e adquirem tons vivos de amarelo, expressão visível da transmutação propiciada pela luz.

Plenamente maduros e processados adequadamente em laboratório, esses frutos são capazes de neutralizar as toxinas sifilíticas mencionadas, pois já realizaram em si um processo semelhante. Para elaborar o preparado, eles são submetidos a um rápido aquecimento em vapor, que estabiliza seu fogo interno. A massa cremosa resultante é então dinamizada em diferentes níveis de sutilização, e a esse medicamento demos o nome de *Aculeum*.

O *Aculeum* favorece a purificação do ser humano, pois ajuda a eliminar dele as mórbidas correntes sifilíticas e outras enfermidades venéreas afins que aprisionam tantas gerações.

A alergia

O ser humano interage continuamente com tudo o que lhe chega. O sistema nervoso o coloca em relação com o mundo externo, por meio dos órgãos dos sentidos, e também lhe traz informações sobre seu mundo interno e sobre seu próprio organismo.

O sistema imunológico encarrega-se de filtrar parte de nossas relações com o mundo externo, detectando tudo o que penetra na organização física. É um representante orgânico da consciência interna regente da vida no corpo físico. Possui mecanismos que lhe permitem reconhecer o que é desse organismo e o que é estranho a ele, incorporando o que lhe convém e repelindo o que não lhe corresponde. Esses mecanismos de reconhecimento funcionam com tudo o que se ingere, com tudo o que se inala e com tudo o que penetra no organismo pela pele.

A vida psíquica influencia diretamente o sistema imunológico. Se a pessoa reage psiquicamente de forma exacerbada ao mundo que a rodeia, seu mecanismo imunológico vai funcionar de forma distorcida e intensa, criando as condições propícias para alergias e processos inflamatórios. Se, pelo contrário, reage de forma insuficiente, ou mesmo não reage ao que lhe cerca, criam-se as condições propícias para deficiência (hipoergia) ou mesmo insuficiência (anergia) do sistema imunológico.

Um sonho que me foi relatado certa vez trouxe importante contribuição para esclarecer o tema enquanto o estudava. No sonho o protagonista, que apresentava um quadro de urticária já crônica, viajava em um ônibus relativamente velho e pela janela via outras pessoas que iam a pé pela estrada. Em certo momento, reparou nos estragos e na sujeira daquele veículo, irritou-se e começou a reclamar do ônibus, do motorista, do dono da empresa, dos outros viajantes e mesmo dos pedestres da estrada, pela miséria que aparentavam.

Características como irritabilidade, intolerância, impaciência e arrogância predispõem a reações alérgicas. Também podem fazer parte do quadro excitabilidade, nervosismo, ansiedade e pouca inclusividade.

Situações que não apresentam nenhum risco à maioria das pessoas podem gerar crises alérgicas em quem tem essa predisposição. Passar próximo a uma aroeira-branca[6] (nome científico: *Lithraea molleoides*), por exemplo, pode levar uma pessoa a uma reação aguda e nada provocar em outras pessoas.

A manifestação da alergia representa assim um movimento inconsciente para eliminar, através da pele, material psíquico espúrio, que não corresponde ao ponto evolutivo alcançado pela pessoa.

---

[6] Ver a descrição botânica das plantas na página 123. É uma árvore reconhecidamente alergênica, capaz de desencadear reações graves em indivíduos sensíveis.

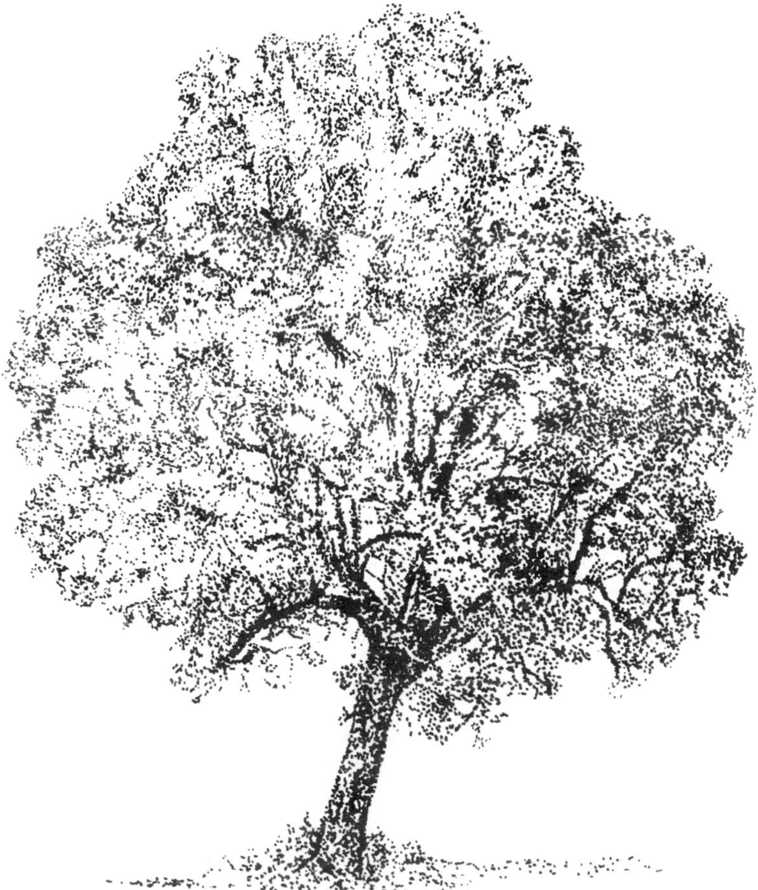

Lithraea molleoides

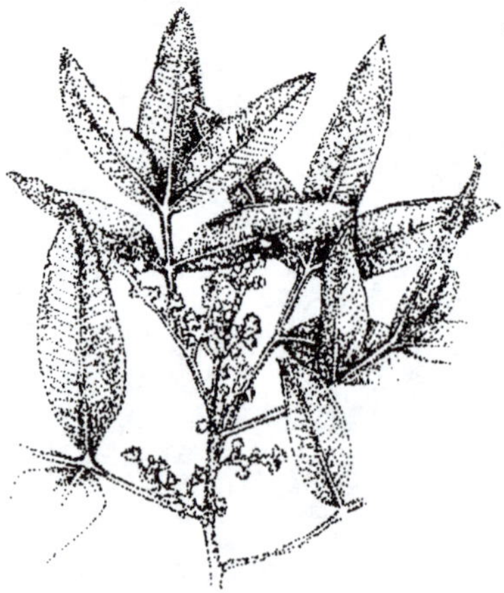

Lithraea molleoides (detalhe das folhas)

Um quadro alérgico, como a urticária, traz à tona a irritação e a impaciência já presentes em quem o manifesta. O fator alergênico apenas exterioriza aspectos emocionais e mentais da pessoa.

O medicamento *Lithreal*

Os elementos alergênicos da aroeira-branca estão principalmente em sua resina e em seu pólen; por isso as reações são mais freqüentes na época da floração ou quando a resina está mais exteriorizada, como nos períodos que vão da lua nova à cheia.

Amalgamados em laboratório e dinamizados, a resina e o pólen da aroeira podem dissolver as cargas psíquicas relacionadas com as mais diversas reações alérgicas, mesmo antes que elas se manifestem externamente. Ao medicamento assim elaborado demos o nome de *Lithreal*.

A pele possui a mesma origem embriológica do sistema nervoso. É um grande órgão sensorial e pode servir de veículo para a eliminação de cargas psíquicas. Daí a predominância das manifestações cutâneas nas doenças tipicamente infantis[7], quando é expurgada parte das cargas psíquicas herdadas dos pais ao encarnar.

No Evangelho de Tomé, apócrifo, há uma passagem cujo simbolismo ilustra de forma muito expressiva a atitude necessária à cura das alergias. Jesus e os discípulos caminhavam por uma estrada e encontraram à beira do caminho um cão morto há vários dias, em decomposição. Os discípulos passaram rapidamente de lado, com repugnância pelo mau cheiro que ele exalava. Jesus, ao contrário, ao chegar perto interrompeu a marcha e se pôs a olhar silenciosa e detidamente aquela cena. Os discípulos, um tanto desconcertados, perguntaram-lhe por que agia assim. Jesus respondeu que estava tocado pela beleza, o brilho e a brancura dos dentes do animal.

Em tudo se pode ver o belo, mesmo na matéria em decomposição! A cura está em sempre perceber o lado positivo das coisas e agir de maneira construtiva em todas as circunstâncias.

---

[7] As doenças dos primeiros anos de vida, tais como sarampo, rubéola, escarlatina, exantema súbito, entre outras, se manifestam basicamente por meio de descamações na pele.

A imunidade

As infecções ocorrem no ser humano por causa de estados de conflito e de desarmonia, como agressividade, rivalidade e destrutividade, criadores de campo propício para o desenvolvimento de microorganismos oportunistas.

Sabe-se que mesmo o HIV, fora do organismo humano, pode ser facilmente destruído pela exposição rápida à luz do sol ou por uma solução fraca de hipoclorito de sódio. No entanto, encontrando o organismo predisposto, é capaz de manifestar todo o seu poder de destruição.

Para fortalecer o sistema imunológico, criamos um medicamento à base de óleo de copaíba[1] (nome científico: *Copaifera langsdorffii*), árvore muito comum no cerrado.

---

[1] Ver a descrição botânica das plantas na página 123.

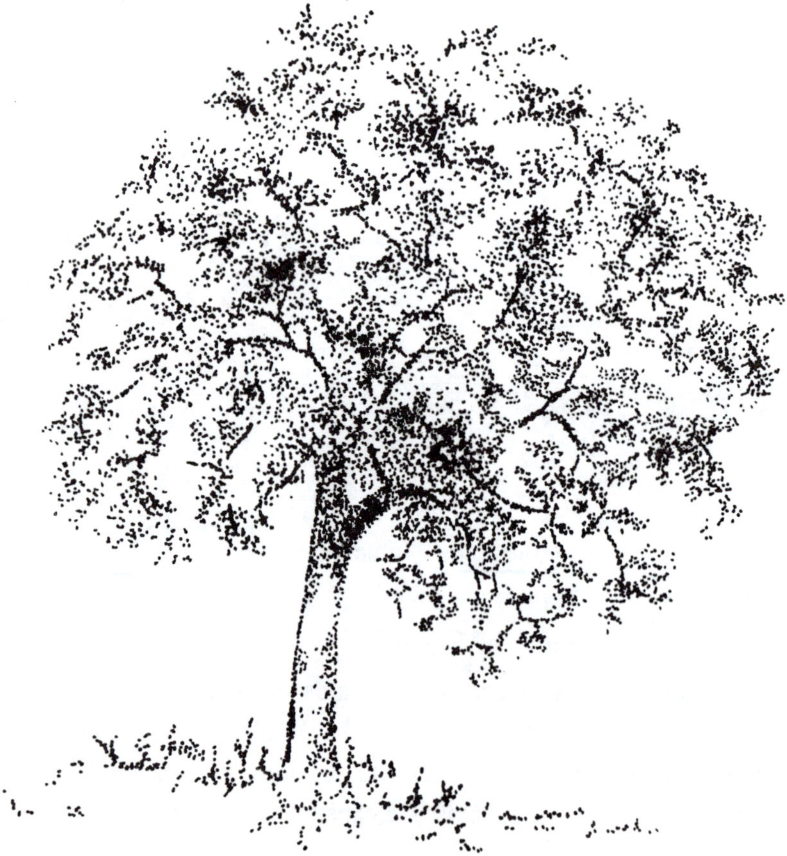

Copaifera langsdorffii

Bela e majestosa, a copaíba chega a medir 15m de altura. Sua presença é marcante em todas as estações. No inverno despe-se totalmente das folhas. Quando o sol ultrapassa o ponto do equinócio[2] da primavera e intensifica sua luz e calor, e antes que caiam as primeiras chuvas da primavera, ela entra em uma explosão de vida e cores. Aos poucos, cobre-se toda de uma tonalidade vermelho-vivaz, que dá mostras dos intensos movimentos em seu interior. Depois se reveste de uma roupagem verde-clara brilhante e irradiante, dispondo sua densa e frondosa copa de forma estratificada e harmônica. No auge do verão, envolve-se em um manto de flores brancas e pequenas, muito aromáticas, que atraem um mundo de abelhas e outros insetos. Ao final dessa fase, surgem em grande quantidade seus frutos, amplamente disseminados pelos numerosos pássaros que buscam o arilo que os envolve.

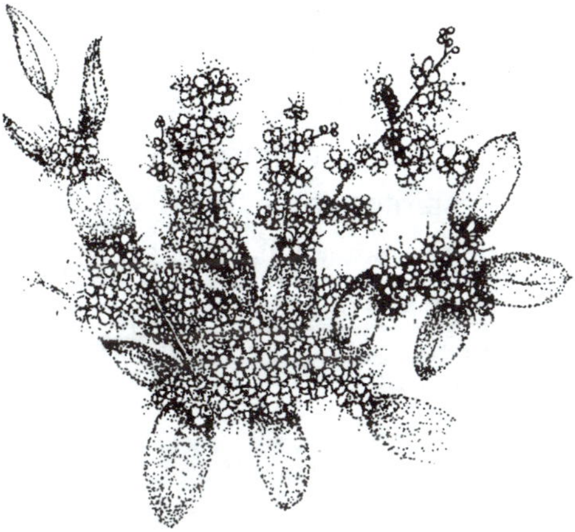

Copaifera langsdorffii (detalhe das flores)

---

[2] Dia em que a duração do dia e da noite se equivalem (23 de setembro, no Hemisfério Sul).

É uma árvore cuja ação medicinal é conhecida desde épocas antigas. Fornece um bálsamo ou óleo, que em doses fracas é tônico poderoso para o estômago, além de possuir excelentes propriedades anti-sépticas para as vias urinárias. É usado normalmente contra blenorragias, leucorréias, sífilis e outras afecções, como cistite, disenteria, bronquite, dermatose e psoríase. O óleo é usado também como antitetânico, como cicatrizante de feridas e úlceras e para estancar hemorragias.

Os índios guaranis que habitavam estas terras sul-americanas tinham o hábito de empregar o óleo de copaíba em rituais depois de combates. Nessas ocasiões, os que chegavam feridos eram levados para um campo de cura ao ar livre e aí tinham os corpos untados com esse óleo. A seguir, eram colocados em estaleiros de varas, de aproximadamente 1 metro de altura, sobre um pequeno braseiro de madeira de copaíba que exalava seu forte aroma e irradiava certo calor. Acreditava-se que os feridos assim tratados se livravam dos maus espíritos dos inimigos, espíritos que os predisporiam a males maiores. Só depois desse cerimonial eram levados para outra área, onde passavam para a etapa seguinte do tratamento, que consistia em chás, banhos e cataplasmas de ervas e de outros elementos terapêuticos.

Para a mentalidade humana de hoje, tal cerimonial pode parecer esdrúxulo e até mesmo ser incompreensível. Mas contém grande sabedoria, coerente com a visão abrangente do mundo que os povos antigos possuíam e com os meios e recursos de que dispunham. Esses rituais nos dão chaves para conhecer mais profundamente o mecanismo de interação do nosso sistema imunológico com nossa vida psíquica.

Quando os guerreiros voltavam feridos, os que tinham a tarefa de tratá-los percebiam que a agressividade, a violência, a rivalidade e a destruição impregnavam de forma muito mais direta seus corpos. Dessa forma percebiam a importância dessa primeira etapa de purificação e faziam tratamento preventivo. Conheciam muito bem o poder do óleo de copaíba para dissolver aquelas cargas psíquicas. As citadas propriedades anti-sépticas desse óleo são o resultado dessa sua atuação nos níveis sutis.

O poder terapêutico da árvore está não apenas no seu óleo, mas também no pólen de suas flores. O óleo é mais indicado para infecções já instaladas, enquanto o medicamento à base do pólen, para preveni-las, desalojando suas causas psíquicas.

O medicamento *Copayll*

A copaíba incorpora de forma intensa diferentes qualidades de energia solar e sintetiza a partir dela o seu óleo, cujas cores e consistência variam de acordo com a árvore da qual é extraído e com o estádio de desenvolvimento em que ela se encontra. Na região mais próxima da flor, é mais transparente. Próximo ao caule e à raiz, é mais viscoso e escuro. O pólen da flor é o que há de mais sutil na planta, o limite entre o material e o imaterial. Guarda a essência do seu poder transmutador.

Para elaborar um medicamento que abarque todo o amplo espectro de ação da planta, deve-se juntar o potencial terapêutico do óleo ao do pólen. Ambos, unidos e dinamizados em laboratório, constituem o medicamento ao qual demos o nome de *Copayll.*

O *Copayll* é indicado para todos os estados em que há vulnerabilidade e excessiva permeabilidade psíquica. Regula o sistema imunológico para que seja capaz de dar resposta plena aos estímulos que demandam pronta ação do organismo.

Dados sinópticos dos medicamentos

A complexidade do mundo da manifestação
não deve intimidar, mas sim despertar em cada um
reverência pelo desconhecido.
Sem o reconhecimento das tarefas das substâncias
na Natureza e no cosmos é impossível reconhecer
as tarefas das substâncias
no organismo humano.

Aculeum

Composição

Juá-bravo (*Solanum viarum*), frutos maduros.

Forma de preparo

Colher os frutos plenamente maduros, que se apresentam de cor amarelo-viva, e submetê-los a um rápido aquecimento em vapor. A seguir, passar a massa cremosa resultante em peneira de malha fina, para retirar a casca e, ao final, dinamizá-la até os níveis de sutilização S1, S2 e S3 [1].

Atuação

Favorece a purificação profunda do corpo físico-etérico do ser humano, ajudando a eliminar dele as mórbidas correntes sifilíticas e de outras enfermidades venéreas afins.

---

[1] Ver RECEITUÁRIO DE MEDICAMENTOS SUTIS, capítulo "Uma nova técnica de dinamização", pág. 16 e ss., do mesmo autor, Editoras Cultrix/Pensamento.

Indicações

Tratamento coadjuvante da sífilis e de outras enfermidades venéreas. Tomar após o tratamento convencional para essas enfermidades.

Dissolução do miasma sifilítico, herdado ou adquirido.

Forma de uso/Posologia

- *Uso interno — sob a forma dinamizada*

  S1: 5 gotas 3 ou mais vezes ao dia durante 3 ou mais semanas.
  S2: 5 gotas 2 ou mais vezes ao dia durante 3 ou mais semanas.
  S3: 5 gotas 1 ou mais vezes ao dia durante 3 ou mais semanas.
  Obs.: Iniciar com o medicamento em S1; ao final do período determinado, passar para S2 e depois para S3.

Este tratamento básico deve ser repetido uma ou mais vezes durante o ano, por um ano ou mais, a depender da necessidade.

Arenal lava

Composição

Lava do vulcão *Arenal*, em pó.
Berthierita (fórmula química $FeSb_2S_4$), mineral em pó.
Veneno ofídico cristalizado da espécie *Bothrops jararaca* (jararaca).

Forma de preparo

Triturar juntos, em um pequeno gral de porcelana, o pó bem

fino das lavas do vulcão *Arenal* com o veneno cristalizado da espécie *Bothrops jararaca.* A seguir, amalgamar a mistura, acrescentando a ela o pó também bem fino do mineral *berthierita.* Dinamizar então o pó resultante até os níveis de sutilização S1, S2 e S3 [2].

Atuação

O medicamento *Arenal lava* é composto por um conjunto de forças e energias, dinamizadas, que agem de forma poderosa e sinérgica.

As lavas do vulcão *Arenal* apresentam um tropismo positivo para a região da medula óssea, onde exercem poder regenerador.

O veneno de *Bothrops jararaca,* eliminada sua roupagem material tóxica pelo processo da dinamização; purifica o sangue das cargas psíquicas negativas nele alojadas.

A berthierita é composta de Fe (ferro), Sb (antimônio) e S (enxofre).

O ferro ancora no sangue certas forças vitais que o curam de tendências mórbidas e de influências psíquicas que o penetram e agridem. O enxofre, por sua vez, reacende o fogo da vida e dá dinamismo ao sangue.

As qualidades energéticas essenciais do antimônio são estruturantes: dão forma e participam diretamente da coagulação do sangue. Corrigem deformações de órgãos enfraquecidos e congestionados e a dilatação de vasos que impedem o livre fluxo sangüíneo.

---

[2] Ver RECEITUÁRIO DE MEDICAMENTOS SUTIS, capítulo "Uma nova técnica de dinamização", pág. 16 e ss., op. cit.

O medicamento *Arenal lava* representa de certa forma um padrão arquetípico para a estrutura da medula óssea. É como se despertasse nessa medula a "memória" de seu padrão original.

Indicações

O uso do medicamento *Arenal lava* abrange as várias patologias que acometem a formação e regulação da atividade sangüínea no âmbito da medula óssea, como, por exemplo, policitemias, leucemias, anemias hipoplásticas ou aplásticas, anemias hemolíticas, etc.

Forma de uso/Posologia

- *Uso interno — sob a forma dinamizada*
  S1: um comprimido (ou uma pitada do pó) 3 ou mais vezes ao dia durante 3 ou mais semanas.
  S2: 5 gotas 2 ou mais vezes ao dia durante 3 ou mais semanas.
  S3: 5 gotas 1 ou mais vezes ao dia durante 3 ou mais semanas.
  Obs.: Iniciar com o medicamento em S1; ao final do período determinado, passar para S2 e depois para S3.

Carbolyc

Composição

Licopódio (*Lycopodium cernuum*), parte aérea.

Forma de preparo

Colher a parte aérea do licopódio, em pleno período vegetativo da planta, e secá-la à sombra.

Carbonizar a planta seca e dinamizar o carvão resultante até os níveis de sutilização S1, S2 e S3.

Atuação

Pela ação do poder ígneo imanente no licopódio, apóia o trabalho interno de dissolução dos medos ancestrais, arraigados e incrustados na intimidade das células.

Pelas forças vitais do licopódio, regenera as áreas atingidas pela ação paralisante e desvitalizante do medo.

Indicações

Na síndrome do pânico.

Quando há medos, conhecidos ou desconhecidos.

Em quadros de ansiedade, inquietação e angústia.

Quando há compulsão incontrolada pela atividade.

Forma de uso/Posologia

- *Uso interno — sob a forma dinamizada*
  S1: um comprimido (ou uma pitada do pó) 3 ou mais vezes ao dia durante 3 ou mais semanas.
  S2: 5 gotas 2 ou mais vezes ao dia durante 3 ou mais semanas.
  S3: 5 gotas 1 ou mais vezes ao dia durante 3 ou mais semanas.
  Obs.: Iniciar com o medicamento em S1; ao final do período determinado, passar para S2 e depois para S3.

Copayll

Composição

Copaíba (*Copaifera langsdorffii*), pólen e oleorresina[3].

Forma de preparo

Colher o óleo de uma árvore adulta de copaíba no início da primavera, antes que ela entre em floração. Para a colheita, faz-se a perfuração de seu tronco com um trado de diâmetro e comprimento adequados, deixando então que o óleo escorra para um recipiente de vidro ou de outro material neutro, fixo à árvore.

Colher o pólen da mesma árvore da qual se extraiu o óleo, no início do período de floração, que se dá nos meses de dezembro a março.

Misturar o óleo e o pólen em um pequeno gral de porcelana, na proporção de 10:1, respectivamente, e a seguir dinamizar a mistura até os níveis de sutilização S1, S2 e S3[4].

Atuação

O óleo de copaíba tem o poder de desalojar do organismo cargas psíquicas negativas que criam nele condições propícias para as mais diversas infecções. Esse poder se estende ao pólen das suas flores.

---

[3] Também chamado óleo-bálsamo.

[4] Ver RECEITUÁRIO DE MEDICAMENTOS SUTIS, capítulo "Uma nova técnica de dinamização", pág. 16 e ss., op. cit.

Para infecções já instaladas no organismo, o óleo é mais indicado, e para desalojar as causas psíquicas recomenda-se o pólen dinamizado.

Indicações

O uso do *Copayll* abrange todos os estados em que há vulnerabilidade e hiperpermeabilidade psíquica, emocional e mental.

É indicado também como coadjuvante em casos de deficiência imunológica, que leva às mais diversas infecções.

Forma de uso/Posologia

- *Uso interno — sob a forma dinamizada*
  S1: 5 gotas 3 ou mais vezes ao dia durante 3 ou mais semanas.
  S2: 5 gotas 2 ou mais vezes ao dia durante 3 ou mais semanas.
  S3: 5 gotas 1 ou mais vezes ao dia durante 3 ou mais semanas.
  Obs.: Iniciar com o medicamento em S1; ao final do período determinado, passar para S2 e depois para S3.

Hudson lava

Composição

Lava do vulcão *Hudson*, em pó.
Chumbo metálico (*Plumbum metallicum*), em pó.
Veneno ofídico cristalizado da espécie *Bothrops alternatus* (urutu).

Forma de preparo

Triturar juntos em um pequeno gral de porcelana o pó bem fino da lava do vulcão *Hudson* com o veneno cristalizado da espécie *Bothrops alternatus.* A seguir, amalgamar a mistura, acrescentando a ela *Plumbum metallicum* em pó também bem fino.

Dinamizar então o pó resultante até os níveis de sutilização S1, S2 e S3 [5].

Atuação

O medicamento *Hudson lava* é composto por um conjunto de forças e energias, dinamizadas, que agem de forma poderosa e sinérgica.

As lavas do vulcão *Hudson* apresentam um tropismo positivo para a estrutura mineral de sustentação dos ossos, onde exercem poder regenerador.

O veneno da espécie *Bothrops alternatus* possui ação basicamente proteolítica, o que o direciona energeticamente para as áreas dos ossos onde sua matriz protéica tenha sido agredida. Eliminada sua roupagem material tóxica pelo processo da dinamização, purifica os ossos das cargas psíquicas negativas neles alojadas.

As forças sutis do *Plumbum,* elemento amalgamador dessa

---

[5] Ver RECEITUÁRIO DE MEDICAMENTOS SUTIS, capítulo "Uma nova técnica de dinamização", pág. 16 e ss., op. cit.

mistura, participam da criação de estruturas que estão na linha de formação do tecido ósseo. Facilita o processo de união das forças polares que atuam dentro dos ossos.

O medicamento *Hudson lava* representa, de certa forma, um padrão arquetípico da estrutura mineral do eixo longitudinal do esqueleto humano, no que diz respeito aos ossos longos, à bacia e à coluna vertebral. É como se despertasse nesse esqueleto a "memória" de seu padrão original.

Indicações

Distúrbios e desequilíbrios na estrutura de sustentação óssea, tais como: desmineralização, enfermidades degenerativas, congênitas, inflamatórias, tumores, entre outros.

Processos orgânicos onde se percebe que esse poder de coesão mineral se perdeu: quadros de desmineralização e degeneração orgânicas.

Pode ter influência marcante no tratamento dos distúrbios próprios da menopausa.

Forma de uso/Posologia

- *Uso interno — sob a forma dinamizada*

  S1: um comprimido (ou uma pitada do pó) 3 ou mais vezes ao dia durante 3 ou mais semanas.

  S2: 5 gotas 2 ou mais vezes ao dia durante 3 ou mais semanas.

  S3: 5 gotas 1 ou mais vezes ao dia durante 3 ou mais semanas.

  Obs.: Iniciar com o medicamento em S1; ao final do período determinado, passar para S2 e depois para S3.

Kimberlito lava

Composição

Kimberlito, lavas da rocha vulcânica Kimberlito.
Cristal de rocha (SiO_2), em pó.
Veneno ofídico cristalizado da espécie *Crotalus durissus terrificus* (cascavel).

Forma de preparo

Triturar juntos em um pequeno gral de porcelana o pó bem fino do *Kimberlito* com o veneno cristalizado da espécie *Crotalus d. terrificus*. A seguir, amalgamar a mistura, acrescentando a ela o elemento silício (Si), componente básico do cristal de rocha, sob a forma de pó também bem fino.

Dinamizar então o pó resultante até os níveis de sutilização S1, S2 e S3[6].

Atuação

O medicamento *Kimberlito lava* é composto por um conjunto de forças e energias, dinamizadas, que agem de forma poderosa e sinérgica.

O *Kimberlito*, rocha magmática e matriz do diamante, possui o puro poder estruturador desse luminoso mineral, relacionado com o arquétipo espiritual da corporalidade física do ser humano.

---

[6] Ver RECEITUÁRIO DE MEDICAMENTOS SUTIS, capítulo "Uma nova técnica de dinamização", pág. 16 e ss., op. cit.

Dinamicamente, é do pólo da cabeça que partem os impulsos originadores da forma do organismo humano e é lá que ele é integrado.

O veneno da espécie *Crotalus d. terrificus* possui ação basicamente neurotóxica, e dinamizado reverte sua toxidade, dirigindo-se para a esfera do sistema nervoso, onde impulsiona processos de purificação.

O silício é um elemento mineral cujas forças participam diretamente da construção e manutenção do sistema nervoso.

Indicações

Quadros clínicos em que os ossos do crânio e a estrutura mineral do organismo estão em desequilíbrio.

Quadros clínicos em que a estrutura e a forma do organismo humano necessitam de regeneração.

O medicamento *Kimberlito lava* representa de certa forma um padrão arquetípico que define a estrutura, a forma e a dinâmica do corpo físico do ser humano. É como se despertasse nele a "memória" de seu modelo original.

Forma de uso/Posologia

- *Uso interno — sob a forma dinamizada*

  S1: um comprimido (ou uma pitada do pó) 3 ou mais vezes ao dia durante 3 ou mais semanas.
  S2: 5 gotas 2 ou mais vezes ao dia durante 3 ou mais semanas.
  S3: 5 gotas 1 ou mais vezes ao dia durante 3 ou mais semanas.
  Obs.: Iniciar com o medicamento em S1; ao final do período determinado, passar para S2 e depois para S3.

Lithreal

Composição

Aroeira-branca (*Lithraea molleoides*), pólen e seiva (resina).

Forma de preparo

Colher a seiva de uma árvore desenvolvida de aroeira-branca no final do outono, antes que ela entre em floração. Para a colheita, perfura-se seu tronco com um trado de diâmetro e comprimento adequados, deixando então que a seiva escorra para dentro de um recipiente de vidro ou de outro material neutro, fixo à árvore.

Colher o pólen da mesma árvore da qual se extraiu a seiva, no início do período de floração, que se dá em agosto e setembro.

Misturar a seiva com o pólen em um pequeno gral de porcelana, na proporção de 10:1, respectivamente, e a seguir dinamizar a mistura até os níveis de sutilização S1, S2 e S3 [7].

Atuação

Os dois elementos alergênicos da aroeira-branca, seiva e pólen, amalgamados em laboratório e dinamizados, podem reverter um processo alérgico-inflamatório agudo.

O medicamento dissolve e elimina as cargas psíquicas relacionadas com as mais diversas alergias, prevenindo assim a sua manifestação.

---

[7] Ver RECEITUÁRIO DE MEDICAMENTOS SUTIS, capítulo "Uma nova técnica de dinamização", pág. 16 e ss., op. cit.

Indicações

Quadros alérgicos e inflamatórios, agudos ou crônicos.

Para dissolver e eliminar cargas psíquicas relacionadas com as mais diversas alergias, antes que se manifestem externamente.

Para eliminar as cargas psíquicas espúrias que permeiam o organismo, como nas doenças tipicamente infantis, tais como sarampo, rubéola, escarlatina, exantema súbito, entre outras.

Para eliminar parte do psiquismo herdado dos pais, liberando a criança das cargas que recebe ao entrar em encarnação terrestre.

Forma de uso/Posologia

- *Uso interno — sob a forma dinamizada*

  S1: 5 gotas 3 ou mais vezes ao dia durante 3 ou mais semanas.
  S2: 5 gotas 2 ou mais vezes ao dia durante 3 ou mais semanas.
  S3: 5 gotas 1 ou mais vezes ao dia durante 3 ou mais semanas.
  Obs.: Iniciar com o medicamento em S1; ao final do período determinado, passar para S2 e depois para S3.

Phytton 1

Composição

Asclépia *(Asclepias curassavica)*, sementes de frutos maduros.
Fruto-de-pombo *(Phytolacca thyrsiflora)*, inflorescência bem formada.
Juá-bravo *(Solanum americanum)*, frutos maduros.

Forma de preparo

Colher cada uma das plantas nas épocas mais adequadas. A *Asclepias* deve ser colhida em pleno período de floração, quando se apresentam nitidamente as três fases de desenvolvimento de suas inflorescências: botões florais em formação, flores plenamente abertas e frutos já em fase de maturação. Colher um fruto bem maduro, retirar dele as sementes e triturá-las junto com os frutos do *Solanum*, como descrito a seguir.

A *Phytolacca* deve estar também em pleno período de floração. Colher dela uma inflorescência madura e bem formada, que apresente curvaturas bem definidas e harmônicas. Dessa inflorescência extrair alguns frutos bem maduros e triturá-los junto com as outras duas plantas. O *Solanum* deve estar em fase de formação de frutos. Colher alguns bem maduros, roxo-escuros, quase negros.

Para amalgamar as três ervas, primeiro triturar os frutos do *Solanum* em um pequeno gral de porcelana. A seguir, adicionar as sementes da *Asclepias* e triturá-las junto com o suco dos frutos do *Solanum*. Completado o processo, adicionar os frutos da *Phytolacca*, e triturar bem todo o conjunto. Ao final, filtrar a mistura rapidamente e dinamizar o suco resultante até os níveis de sutilização S1, S2 e S3 [8].

Atuação

Os fogos sutis presentes na *Asclepias curassavica* ajudam a desbloquear o concentrado de forças psíquicas ancestrais que o ser humano traz de vidas passadas.

---

[8] Ver RECEITUÁRIO DE MEDICAMENTOS SUTIS, capítulo "Uma nova técnica de dinamização", pág. 16 e ss., op. cit.

A *Phytolacca thyrsiflora* facilita a ascensão, ao longo da coluna vertebral, das forças liberadas pela ação da *Asclepias*, forças que vão ser posteriormente dissolvidas ou transformadas pelas energias que fluem dos planos superiores do ser.

O *Solanum americanum* favorece a união e a consolidação dos impulsos curativos trazidos pela *Asclepias* e pela *Phytolacca*, tornando todo o campo energético do ser dócil e receptivo à sua própria Alma.

Pela ação deste medicamento, a Alma pode encontrar apoio no plano material para absorver e transformar as cargas negativas, restabelecer o fluxo correto das energias nos corpos que ocupa e entrar novamente em harmonia com eles.

Indicações

Dissolução de forças de natureza instintiva e emocional cultivadas no passado e que podem manifestar-se hoje como ilusão de poder, arrogância, egoísmo, orgulho, vaidade e impiedade.

Dissolução de cargas psíquicas ancestrais que tendem a alojar-se em órgãos da região infradiafragmática, provocando processos crônicos, tais como doenças inflamatórias e degenerativas, tanto da esfera digestiva quanto da genital, disfunções orgânicas rebeldes a terapias convencionais, tumores, etc.

Forma de uso/Posologia

- *Uso interno — sob a forma dinamizada*

  S1: 5 gotas 3 ou mais vezes ao dia durante 3 ou mais semanas.
  S2: 5 gotas 2 ou mais vezes ao dia durante 3 ou mais semanas.
  S3: 5 gotas 1 ou mais vezes ao dia durante 3 ou mais semanas.
  Obs.: Iniciar com o medicamento em S1; ao final do período determinado, passar para S2 e depois para S3.

Phytton 2

Composição

Gerânio vermelho (*Geranium sp*), haste com folhas e flores.
Jasmim trepadeira (*Jasminum sp*), flores novas e botões florais.
Tiririca (*Cyperus rotundus*), tubérculos, bulbos e rizomas.

Forma de preparo

Colher cada planta em seus períodos mais adequados: o gerânio e o jasmim, em plena fase de floração; a tiririca, em pleno período vegetativo, usando-se dela tubérculos, bulbos e rizomas bem formados.

Lavar e escovar bem os tubérculos, bulbos e rizomas de *Cyperus*, retirando-lhes toda a terra e removendo o excesso de raízes. A seguir, extrair deles um suco fresco, por maceração ou prensagem a frio, e acrescentar a esse suco algumas gotas de óleo essencial de *Geranium* e de *Jasminum*. A seguir dinamizar a mistura resultante até os níveis de sutilização S1, S2 e S3 [9].

Os óleos essenciais podem ser obtidos por destilação por arraste de vapor, a partir dos ramos floridos de cada planta em separado. Caso não haja essa possibilidade, pode-se juntar ao suco fresco de *Cyperus* a haste de gerânio e triturá-la; acrescentar a seguir flores e botões de jasmim e triturá-los também.

---

[9] Ver RECEITUÁRIO DE MEDICAMENTOS SUTIS, capítulo "Uma nova técnica de dinamização", pág. 16 e ss., op. cit.

Ao final, filtrar a mistura e o líquido resultante e dinamizá-lo até os níveis de sutilização S1, S2 e S3.

Pode-se, ainda, preparar a mistura do macerado de *Cyperus* com os óleos essenciais de *Geranium* e *Jasminum* para ser aplicada sob a forma de cataplasma na região occipital. Na impossibilidade de obter os óleos essenciais ou as plantas de gerânio e jasmim, pode-se usar a cataplasma de *Cyperus* apenas.

Atuação

A cataplasma, aplicada diretamente na região occipital, amortece e até certo ponto repele as forças de desorganização que invadem o cérebro físico sutil. Regenera e revitaliza as áreas agredidas, tanto do cérebro sutil quanto do cérebro físico.

As essências de *Geranium* e *Jasminum* complementam e ampliam a atuação do *Cyperus,* regenerando níveis superiores da estrutura energética oculta do cérebro físico do ser humano. Aproximam o cérebro sutil às vibrações do arquétipo que corresponde a ele e a todo o organismo.

Indicações

Para a dissolução no cérebro sutil de cargas psíquicas ancestrais relacionadas com a manifestação do câncer e de outras enfermidades orgânicas crônicas e degenerativas.

Para a reorganização no cérebro sutil das áreas que recebem o impacto de um choque psíquico e passam a refletir no cérebro físico seu padrão de desorganização. Do cérebro físico essa desorganização atinge os órgãos.

Forma de uso/Posologia

- *Uso interno — sob a forma dinamizada*
  S1: 5 gotas 3 ou mais vezes ao dia durante 3 ou mais semanas.
  S2: 5 gotas 2 ou mais vezes ao dia durante 3 ou mais semanas.
  S3: 5 gotas 1 ou mais vezes ao dia durante 3 ou mais semanas.
  Obs.: Iniciar com o medicamento em S1; ao final do período determinado, passar para S2 e depois para S3.

- *Uso externo — sob a forma de cataplasma na região occipital*

Preparo

Lavar e escovar bem os tubérculos, bulbos e rizomas de *Cyperus*, retirando deles toda a terra e removendo o excesso de raízes. Triturá-los bem sobre uma tábua até se tornarem uma massa granulada bem fina. Acrescentar o óleo essencial de gerânio e o de jasmim, se disponíveis, e misturá-los bem à massa.

Espalhar essa massa sobre um pano de algodão de compressa, cobrindo uma área retangular de aproximadamente 15 x 8cm.

Dobrar esse pano em forma de envelope, enrolá-lo em um pano auxiliar e colocá-lo dentro de uma cuba de vidro, aço inoxidável ou porcelana.

Aplicação

Verter água quente sobre o pano na cuba, torcê-lo bem e aplicá-lo imediatamente na região occipital do paciente, passando em seguida sobre ele uma faixa de flanela, sob a forma de um turbante.

Phytton 3

Composição

Aristolóquia (*Aristolochia cymbifera*), haste completa com folhas e flor.
Dendróbio (*Dendrobium nobile*), sementes maduras.
Sensitiva (*Mimosa pudica*), haste florida.

Forma de preparo

Colher cada planta em seus períodos mais adequados. A haste vegetativa da *Aristolochia*, com folhas e flor, deve ser colhida de uma planta em plena fase de floração, se possível próximo ao período da lua cheia. As sementes de *Dendrobium* devem ser colhidas de um fruto completamente maduro, o que em geral se dá um ano após a fecundação das flores. A haste da *Mimosa* deve ser colhida de uma planta em plena fase de floração.

Extrair da *Aristolochia* e da *Mimosa*, em separado, um suco fresco, por maceração ou prensagem a frio, e a seguir misturá-los bem em partes iguais. Tomar dez partes dessa mistura e acrescentar a ela uma parte das sementes de *Dendrobium,* triturando tudo muito bem em um pequeno gral de porcelana. Ao final, filtrar rapidamente o líquido resultante e dinamizá-lo até os níveis de sutilização S1, S2 e S3 [10].

---

[10] Ver RECEITUÁRIO DE MEDICAMENTOS SUTIS, capítulo "Uma nova técnica de dinamização", pág. 16 e ss., op. cit.

Atuação

O medicamento *Phytton 3* associa três plantas capazes de transformar forças psíquicas negativas que se condensam a ponto de constituir verdadeiras toxinas substanciais que se infiltram no diencéfalo.

A *Aristolochia cymbifera* compõe uma polaridade energética que se afina magneticamente no ser humano com a glândula hipófise e o *Dendrobium nobile* representa a outra polaridade, que se afina magneticamente com a glândula pineal. A *Mimosa pudica*, por sua vez, serve de elo entre os universos representados pelas plantas *Aristolochia* e *Dendrobium,* interligando essas polaridades, integrando a vida orgânica e os centros superiores do ser.

Na glândula pineal expressa-se um concentrado de forças superiores do ser, e estas formam polaridade com outro concentrado, o das forças inferiores, que se expressa na glândula hipófise. Entre esses dois conjuntos existe um campo de tensão de energias, em contínua busca de equilíbrio.

Indicações

O medicamento *Phytton 3* colabora no reequilíbrio do organismo humano, onde quer que seja necessário.

No ser humano existe um campo de tensão entre sua polaridade superior e sua polaridade inferior, que a regência interna do organismo busca dominar. O medicamento *Phytton 3* contribui para isso.

No controle dinâmico das polaridades no ser está baseado o

processo da cura, a homeostase perfeita. A compreensão mais profunda dessas polaridades possibilitaria grandes avanços nos processos de cura.

Forma de uso/Posologia

- *Uso interno — sob a forma dinamizada*
  S1: 5 gotas 3 ou mais vezes ao dia durante 3 ou mais semanas.
  S2: 5 gotas 2 ou mais vezes ao dia durante 3 ou mais semanas.
  S3: 5 gotas 1 ou mais vezes ao dia durante 3 ou mais semanas.
  Obs.: Iniciar com o medicamento em S1; ao final do período determinado, passar para S2 e depois para S3.

Tabela de medicamentos, formas de uso e enfermidades

Tabela 1

Medicamento	Elaboração	Uso	Atuação / Indicação
Aculeum	Líquido dinamizado em S1, S2 e S3	Interno (líquido dinamizado)	Tratamento coadjuvante da sífilis e de outras enfermidades venéreas. Tomar após o tratamento convencional estabelecido para essas enfermidades. Dissolução do miasma sifilítico, herdado ou adquirido.
Arenal lava	Pó dinamizado em S1 e líquido dinamizado em S2 e S3	Interno (comprimido com o pó dinamizado e líquido dinamizado)	Patologias que acometem a medula óssea no que diz respeito aos glóbulos vermelhos, aos brancos e demais células: policitemias, leucemias, anemias hipoplásticas ou aplásticas, anemias hemolíticas, etc.
Carbolyc	Pó dinamizado em S1 e líquido dinamizado em S2 e S3	Interno (cápsulas com o pó dinamizado e líquido dinamizado)	Poderosa ação curativa na síndrome do pânico, em quadros de ansiedade, medo, angústia e compulsão pela atividade.
Copayll	Líquido dinamizado em S1, S2 e S3	Interno (líquido dinamizado)	Estados em que há vulnerabilidade e hiperpermeabilidade psíquica, emocional e mental. Modula o sistema imunológico, capacitando-o a dar respostas plenas aos estímulos que demandam pronta ação do organismo.

Tabela 2

Medicamento	Elaboração	Uso	Atuação / Indicação
Hudson lava	Pó dinamizado em S1 e líquido dinamizado em S2 e S3	Interno (comprimido com o pó dinamizado e líquido dinamizado)	Distúrbios e desequilíbrios na estrutura óssea: desmineralização, enfermidades degenerativas, congênitas, inflamatórias, tumores, entre outros. Quadros de desmineralização e degeneração orgânicas. Distúrbios próprios da menopausa.
Kimberlito lava	Pó dinamizado em S1 e líquido dinamizado em S2 e S3	Interno (comprimido com o pó dinamizado e líquido dinamizado)	Quadros clínicos em que os ossos do crânio e a estrutura mineral do organismo estão em desequilíbrio. Quadros clínicos em que a estrutura e a forma do organismo humano necessitam de regeneração.
Lithreal	Líquido dinamizado em S1, S2 e S3	Interno (líquido dinamizado)	Quadros alérgicos e inflamatórios, agudos ou crônicos. Profilaxia contra alergias em pessoas predispostas. Doenças tipicamente infantis com manifestações cutâneas, tais como sarampo, rubéola, escarlatina, exantema súbito, entre outras.

Tabela 3

Medicamento	Elaboração	Uso	Atuação / Indicação
Phytton 1	Líquido dinamizado em S1, S2 e S3	Interno (líquido dinamizado)	Dissolução de forças de natureza instintiva e emocional cultivadas no passado e que podem se manifestar hoje como ilusão de poder, arrogância, egoísmo, orgulho, vaidade e impiedade. Dissolução de cargas psíquicas ancestrais que tendem a alojar-se em órgãos da região infradiafragmática e se expressam nela como processos degenerativos crônicos, tais como doenças inflamatórias e degenerativas, tanto da esfera digestiva quanto genital, disfunções orgânicas rebeldes a terapias convencionais, tumores, etc.
Phytton 2	Líquido dinamizado em S1, S2 e S3 Macerado de *Cyperus* e óleo essencial de gerânio e jasmim	Interno (líquido dinamizado) Externo (cataplasma na região occipital)	Dissolução de cargas psíquicas ancestrais relacionadas com a manifestação do câncer e de outras enfermidades orgânicas crônicas e degenerativas. Restabelecimento, no cérebro sutil, das áreas que receberam o impacto de um choque psíquico e passam a refletir no cérebro físico sua desorganização.
Phytton 3	Líquido dinamizado em S1, S2 e S3	Interno (líquido dinamizado)	Restauração do equilíbrio básico do organismo. Recomposição da homeostase perfeita, que advém da harmonia das polaridades no ser.

Descrição botânica das plantas

Aristolóquia (*Aristolochia cymbifera* — Família *Aristolochiaceae*)

- Sinônimos: jarrinha, angelicó, cassaú, cipó-cassaú, mil-homens, papo-de-peru.
- Planta volúvel, robusta, ramificada.
- Folhas coriáceas, largamente orbicular-reniformes.
- Flores axilares, solitárias: perianto bilabiado, com bojo do tamanho de um ovo de galinha, máculas e venulações vermelho-acastanhadas, marmoreadas, lábio inferior mais largo, mais curto que o superior.
- Bela trepadeira da orla das matas e dos bosques; floresce na primavera-verão; reprodução por sementes; usa-se toda a planta, do rizoma ao ramo florido, incluída a flor.

Aroeira-branca (*Lithraea molleoides* (Vell.) Engl. — Família *Anacardiaceae)*

- Sinônimos: aroeira-brava, aroeirinha, aroeira-do-brejo, entre outros.
- Árvore de médio porte, de 6 a 12m de comprimento, tronco de 30 a 40cm de diâmetro.
- Folhas compostas, imparipenadas, com 3 a 7 folíolos, me-

dindo de 5 a 8cm de comprimento, por 1,5 a 2,5cm de largura.

- Ocorre desde Minas Gerais, São Paulo e Mato Grosso do Sul, até o Rio Grande do Sul; árvore pioneira, característica de floresta situada em altitudes; cresce em solos tanto secos quanto úmidos; floresce de agosto a setembro; reproduz-se por sementes; utilizam-se aqui a seiva e o pólen.

Asclépia (*Asclepias curassavica* L. — Família *Asclepiadaceae*)

- Sinônimos: oficial-de-sala, algodãozinho-do-campo, leiterinha, entre outros.
- Planta anual, lactescente, ereta, glabra, de 40 a 80cm de altura.
- Folhas opostas, pecioladas, glabras, de 6 a 12cm de comprimento e 1 a 3cm de largura.
- Flores amarelo-alaranjadas, que se reúnem em inflorescências terminais, em forma de umbelas, contendo de 6 a 15 flores.
- Ocorre em quase todo o país, mas na região Norte aparece apenas no Maranhão; planta muito freqüente em pastagens, é altamente tóxica para o gado; floresce durante o período quente do ano; reproduz-se por sementes; utilizam-se aqui principalmente suas sementes.

Copaíba (*Copaifera langsdorffii* Desf. — Família *Leguminosae*)

- Sinônimos: copaíba-vermelha, pau-de-óleo, bálsamo, entre outros.

- Árvore de médio porte, de 10 a 15m de altura, com tronco de 50 a 80cm de diâmetro, formando copa globosa, densa.
- Folhas compostas, pinatífidas, com 3 a 5 pares de folíolos; folíolos alternos ou opostos, glabros, de 4 a 5cm de comprimento por 2 a 3cm de largura.
- Ocorre em Minas Gerais, Goiás, Mato Grosso do Sul, São Paulo e Paraná. Existem várias espécies de copaíba, todas muito parecidas e com as mesmas aplicações; floresce durante os meses de dezembro a março; utilizam-se aqui a seiva (óleo de copaíba) e o pólen.

Dendróbio (*Dendrobium nobile* — Família *Orchidaceae*)

- Sinônimos: não conhecidos.
- Espécie de orquídea, epífita, de folha renovável, com muitas variedades.
- Caule ereto, com 30 a 40cm de comprimento, com grupos de duas a três flores (de 7cm de diâmetro, aproximadamente) por nó, de cor predominantemente rósea e vistosa.
- O gênero *Dendrobium* possui mais de 1.500 espécies de orquídeas, originárias basicamente da Ásia tropical e subtropical. Inclui algumas das espécies mais vistosas conhecidas.

Erva-moura (*Solanum americanum* Mill. — Família *Solanaceae*)

- Sinônimos: caraxixu, erva-de-bicho, maria-preta, entre outros.

- Planta anual, herbácea, ereta, glabra, ramificada, com comprimento de 40 a 80cm.
- Folhas alternas ou opostas no ápice dos ramos, glabras, pecioladas, de 5 a 10cm de comprimento.
- Flores de cor branca, em número de 5 a 8, que se reúnem em inflorescências extrafoliáceas, em forma de pequenas cimeiras longo-pedunculadas.
- Planta muito freqüente em vários Estados do país; cresce principalmente em lavouras anuais e perenes, pomares, cafezais e terrenos baldios; floresce durante o período quente do ano, com formação simultânea de frutos; os frutos verdes são considerados tóxicos e, quando maduros, são comestíveis; reproduz-se por sementes; utilizam-se aqui os frutos plenamente maduros.

Fruto-de-pombo (*Phytolacca thyrsiflora* Fenzl. — Família *Phytolaccaceae*)

- Sinônimos: caruru-bravo, caruru-selvagem, caruru-de-cacho, entre outros.
- Planta perene, herbácea, ereta, ramificada, caule semi-suculento e glabro, de 70 a 140cm de altura.
- Folhas alternas, pecioladas, carnosas, com 10 a 15cm de comprimento e 4 a 7cm de largura.
- Flores curto-pecioladas, róseas, vermelhas ou amarelas, que se reúnem em inflorescências axilares e terminais, em forma de racemos alongados.
- Ocorre em vários Estados do país; apresenta preferência por

solos férteis, ricos em matéria orgânica; floresce durante vários meses do ano; reprodução por sementes; os frutos maduros fornecem material corante e são tóxicos; utilizam-se aqui as inflorescências maduras e completas.

Gerânio (*Pelargonium x hortorum* Hort. — Família *Geraniaceae*)

- Sinônimos: não conhecidos.
- Arbusto semi-herbáceo, com aroma forte e típico, 60 a 90cm de comprimento e ramos suculentos.
- Folhas arredondadas e uniformes.
- Flores simples ou dobradas, diversas, em muitas cores, formando inflorescências eretas, de haste longa.
- Esta planta pertence a um grande grupo hortícola de arbustos semi-herbáceos, com inúmeras variedades, obtidas por meio de cruzamentos de plantas originárias da África do Sul; prefere solo rico, de boa drenagem e é tolerante a climas frios; multiplica-se facilmente por estacas; utilizam-se principalmente as folhas e as flores para extração do óleo essencial.
- Obs.: A espécie que usamos é a de cor vermelha, pura, da qual extraímos o óleo essencial; entretanto, outras espécies desse mesmo grupo também podem ser usadas para o mesmo fim.

Jasmim trepadeira (*Jasminum polyanthum* Franch. — Família *Oleaceae*)

- Sinônimo: jasmim-dos-poetas.

- Trepadeira semi-herbácea, ramificada, de crescimento moderado.
- Folhas compostas, com 5 a 7 folíolos, lanceolados, em ramos avermelhados.
- Flores numerosas e perfumadas, brancas por dentro e róseas por fora, formando inflorescências bem ramificadas.
- Planta originária da China, de ramagem e florescimento ornamentais; floresce no outono-inverno, mais intensamente em regiões de altitude e clima amenos; multiplica-se por estacas preparadas após o florescimento e deixadas enraizar em ambiente protegido, com umidade e calor elevados; utilizam-se as inflorescências para extração do óleo essencial.

Juá-bravo (*Solanum viarum* Dun. — Família *Solanaceae*)

- Sinônimos: joá, juá, arrebenta-cavalo, entre outros.
- Planta anual, herbácea, ereta ou decumbente, ramificada, espinhenta, com longos acúleos retos, caule glanduloso-pubescente, com comprimento de 30 a 60cm.
- Folhas alternas, pecioladas, irregularmente lobadas, glanduloso-pubescentes em ambas as faces, com comprimento de 6 a 12cm, armadas de fortes acúleos ao longo do pecíolo e da nervura principal.
- Flores de coloração brancacenta, em número de 2 a 4, que se reúnem em inflorescências extrafoliáceas, em forma de cimeiras pedunculadas.
- Ocorre em vários Estados do país, de Minas Gerais para o

Sul; cresce em pastagens, terrenos baldios, beira de estradas e pomares; prefere solos úmidos e arenosos; vegeta durante o período quente do ano; floresce de dezembro a fevereiro, com reprodução por sementes; utilizam-se aqui os frutos plenamente maduros.

Sensitiva (*Mimosa pudica* L. — Família *Leguminosae*)

- Sinônimos: dormideira, erva-viva, mimosa, entre outros.
- Planta perene, herbácea ou pouco lenhosa, espinhenta, ramificada, caule com pêlos rígidos em direção ao ápice, com comprimento de 1 a 2m.
- Folhas compostas, com 1-2 pares de pinas; folíolos em número de 25-30 pares por pina, sensitivos (fecham-se ao serem tocados), com comprimento de 9 a 12cm.
- Flores de cor lilás-clara ou rósea, constituindo inflorescências axilares, em forma de capítulos.
- Ocorre em quase todos os Estados do país; é muito freqüente em pastagens, solos cultivados, pomares e terrenos baldios; floresce longamente na primavera-verão; reproduz-se por sementes; utilizam-se aqui ramos floridos completos.

Tiririca (*Cyperus rotundus* L. — Família *Cyperaceae*)

- Sinônimos: tiririca-comum, capim-dandá, entre outros.
- Planta perene, herbácea, ereta, caule triangulado, com comprimento de 10 a 60cm; folhas basais, glabras, em número de

5 a 12 folhas, verde-escuras, finas e longas, com comprimento de 10 a 30cm; na parte do meio desenvolve pedúnculo floral, que chega até 60cm.

- Flores em inflorescências terminais, em forma de umbelas compostas, com muitas espigas de cor marrom-avermelhada.
- Planta originária da Índia e introduzida no Brasil durante a colonização; cresce nas diversas regiões de clima tropical e subtropical em todo o mundo; hoje é detectada em mais de 92 países; planta pioneira, que se adapta a grandes variações ambientais, como seca, inundações e altas temperaturas; apresenta rápido crescimento e prefere terras bem adubadas, irrigadas e constantemente mexidas; reproduz-se por sementes e principalmente por tubérculos; utilizam-se aqui os tubérculos, rizomas e bulbos.

Índice analítico

Nenhum dos medicamentos aqui citados é industrializado ou comercializado pelo autor. Esta obra destina-se tão-somente a relatar suas experiências, como contribuição a trabalhos na área de saúde e cura.

Os recursos gerados pelos direitos autorais dos livros do Dr. José Maria Campos (Clemente) são revertidos em trabalhos de pesquisa sem fins lucrativos e que não se vinculam a instituições, organizações, seitas ou entidades de nenhum tipo.

2ª edição

A MEDICINA RESGATADA

Uma introdução à Praxis Vertebralis

Dr. José Maria Campos (Clemente)
Dr. Geraldo Domingos Coelho

A Praxis Vertebralis vem responder às aspirações genuínas da arte médica e representa o sonho e o apostolado de seus verdadeiros praticantes: curar. Para isso, as vértebras, os músculos, os nervos e as outras partes do corpo são reconhecidos como um retrato do homem interior e revelam ao médico o que deve ser equilibrado.

Ao devolver a harmonia estrutural à coluna, eliminam-se doenças. As chamadas enfermidades são em geral mecanismos reflexos, com múltiplos e distintos fatores desencadeantes, mas uma só causa física: a deformidade do posicionamento vertebral.

Nesta obra descrevem-se as causas e o tratamento de enxaqueca, diabetes, nódulo de mama, artrose coxofemoral, convulsão motora, gastrite, leucemia, aborto prematuro, enurese, asma brônquica, cardiopatias, rinite alérgica, hidronefrose, nefroptose, laringite, estrabismo, parestesias, varizes, otites, fibromialgias e outras enfermidades.

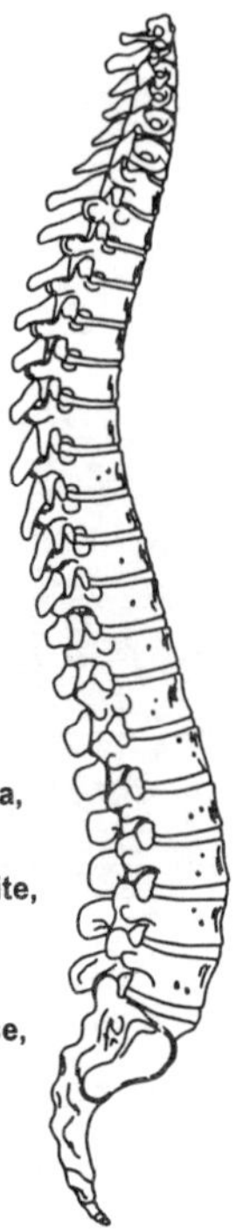

As bases da Praxis Vertebralis remontam a épocas muito antigas. De maneira especial, foi difundida por Quirón, médico periodeuta da Grécia Antiga. Instruído no Tibete, Quirón levou esse conhecimento ao Nepal e a outras regiões da Ásia. Hipócrates também lançou mão desses princípios ao compor seu sistema de doutrinas médicas. No quinto século d.C. foi fundada no Tibete uma universidade de medicinas naturais em que se ensinavam as bases da Praxis Vertebralis, e nessa época foi escrito um tratado sobre o tema.

No decorrer dos tempos, a terapêutica da Praxis Vertebralis foi aplicada no Oriente, sobretudo no Tibete, na Grécia e na Arábia.

Este livro recupera esse conhecimento e oferece-o ao público de maneira atualizada e acrescido da longa experiência dos seus autores.

Em linguagem acessível, o fundamento de toda uma arte de curar.

Editoras Cultrix / Pensamento

2ª edição

GUIA PRÁTICO DE TERAPÊUTICA EXTERNA

Métodos e procedimentos terapêuticos de grande simplicidade e eficácia

Dr. José Maria Campos
(Clemente)

As práticas terapêuticas externas, desenvolvidas até certo ponto em épocas passadas, dão-se hoje a conhecer como um potente instrumento de cura e amplo campo de investigações. Com a aproximação entre o mundo material e o mundo imaterial, que atualmente começa a realizar-se, pode-se atingir com maior facilidade certos nódulos, contraparte sutil das doenças, especialmente pelo uso dessas técnicas naturais.

Assim, Dr. José Maria Campos, um dos autores de PLANTAS QUE AJUDAM O HOMEM, traz agora um guia prático, fruto de seu trabalho e pesquisa nesse setor da medicina. Nesta obra, apresenta indicações para o uso de algumas plantas, sugestões para o preparo e emprego de compressas, cataplasmas, pedilúvios, banhos de imersão, lavagens intestinais e aplicações de argila. Acrescenta também orientações sobre a elaboração de chás, pomadas, tinturas e outros produtos, bem como esclarece pontos importantes sobre o manuseio de plantas medicinais.

CULTRIX / PENSAMENTO

5ª edição

PLANTAS QUE AJUDAM O HOMEM

Guia Prático para a Época Atual

Dr. José Caribé

Dr. José Maria Campos (Clemente)

Obra de autoria de dois médicos que se dedicam à tarefa de ajudar os semelhantes na atual fase de transição planetária. Com esse objetivo, organizaram este precioso guia que leva o leitor a conhecer, amar e utilizar inteligentemente plantas que até agora tiveram uso limitado, mas que podem prestar maiores serviços não só no campo alimentar, como também no campo da saúde.

Diante da situação de emergência em que o mundo está ingressando, e da crescente falta de alimentos e de assistência social e médica que ameaça a sociedade humana, um livro como este é de grande valia; fornece sugestões para os que buscam um modo de viver mais simples, um contato amoroso e fraterno com as dádivas da Natureza.

CULTRIX / PENSAMENTO